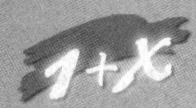

职业技术·职业资格培训教材

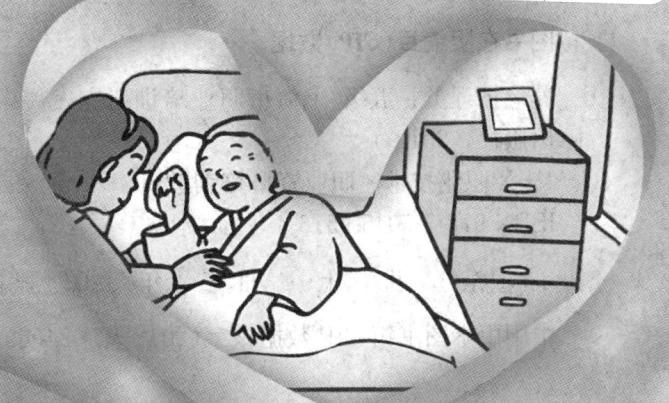

养老护理员（五级）

编写单位　上海市社会福利行业协会

主　　编　孟昭孜

编　　者　王鸿根　吴　敏　邱浦东　沈春芳　张佩军　张静芬
　　　　　　陈　方　陈毅俊　郑爱芬　唐凤娟　龚　程

主　　审　张　凡

中国劳动社会保障出版社

图书在版编目(CIP)数据

养老护理员：五级/上海市职业培训研究发展中心组织编写. —北京：中国劳动社会保障出版社，2012

1+X 职业技术·职业资格培训教材

ISBN 978-7-5045-9516-4

Ⅰ.①养… Ⅱ.①上… Ⅲ.①老年人-护理学-技术培训-教材 Ⅳ.①R473

中国版本图书馆 CIP 数据核字(2012)第 024069 号

中国劳动社会保障出版社出版发行

(北京市惠新东街1号 邮政编码：100029)

出 版 人：张梦欣

＊

三河市华骏印务包装有限公司印刷装订 新华书店经销
787毫米×1092毫米 16开本 9.75印张 181千字
2012年3月第1版 2021年12月第11次印刷
定价：21.00元

读者服务部电话：(010)64929211/84209101/64921644
营销中心电话：(010)64962347
出版社网址：http://www.class.com.cn

版权专有 侵权必究

如有印装差错，请与本社联系调换：(010)81211666
我社将与版权执法机关配合，大力打击盗印、销售和使用盗版图书活动，敬请广大读者协助举报，经查实将给予举报者奖励。

举报电话：(010)64954652

内容简介

本教材由人力资源和社会保障部教材办公室、中国就业培训技术指导中心上海分中心、上海市职业培训研究发展中心依据上海养老护理员职业技能鉴定细目组织编写。教材从强化培养操作技能，掌握实用技术的角度出发，较好地体现了当前最新的实用知识与操作技术，对于提高从业人员的基本素质、掌握养老护理员的核心知识与技能有直接的帮助和指导作用。

本教材在编写中根据本职业的工作特点，以能力培养为根本出发点，采用模块化的编写方式。全书共分为4章，内容包括养老护理概论、养老护理基础知识、养老护理技能操作及居家养老护理基础知识。

本教材可作为养老护理员职业技能培训与鉴定考核教材，也可供全国中、高等职业院校相关专业师生参考使用，以及本职业从业人员培训使用。

前 言

职业培训制度的积极推进，尤其是职业资格证书制度的推行，为广大劳动者系统地学习相关职业的知识和技能，提高就业能力、工作能力和职业转换能力提供了可能，同时也为企业选择适应生产需要的合格劳动者提供了依据。

随着我国科学技术的飞速发展和产业结构的不断调整，各种新兴职业应运而生，传统职业中也愈来愈多、愈来愈快地融进了各种新知识、新技术和新工艺。因此，加快培养合格的、适应现代化建设要求的高技能人才就显得尤为迫切。近年来，上海市在加快高技能人才建设方面进行了有益的探索，积累了丰富而宝贵的经验。为优化人力资源结构，加快高技能人才队伍建设，上海市人力资源和社会保障局在提升职业标准、完善技能鉴定方面做了积极的探索和尝试，推出了1+X培训与鉴定模式。1+X中的1代表国家职业标准，X是为适应上海市经济发展的需要，对职业的部分知识和技能要求进行的扩充和更新。随着经济发展和技术进步，X将不断被赋予新的内涵，不断得到深化和提升。

上海市1+X培训与鉴定模式，得到了国家人力资源和社会保障部的支持和肯定。为配合上海市开展的1+X培训与鉴定的需要，人力资源和社会保障部教材办公室、中国就业培训技术指导中心上海分中心、上海市职业培训研究发展中心联合组织有关方面的专家、技术人员共同编写了职业技术·职业资格培训系列教材。

职业技术·职业资格培训教材严格按照1+X鉴定考核细目进行编写，教材内容充分反映了当前从事职业活动所需要的核心知识与技能，较好地体现了适用性、先进性与前瞻性。聘请编写1+X鉴定考核细目的专家，以及相关行业的专家参与教材的编审工作，保证了教材内容的科学性及与鉴定考核细目以及题库的紧密衔接。

职业技术·职业资格培训教材突出了适应职业技能培训的特色，使读者通过学习与培训，不仅有助于通过鉴定考核，而且能够有针对性地进行系统学习，真正掌握本职业的核心技术与操作技能，从而实现从懂得了什么到会做什么的飞跃。

职业技术·职业资格培训教材立足于国家职业标准，也可为全国其他省市开展新职业、新技术职业培训和鉴定考核，以及高技能人才培养提供借鉴或参考。

新教材的编写是一项探索性工作，由于时间紧迫，不足之处在所难免，欢迎各使用单位及个人对教材提出宝贵意见和建议，以便教材修订时补充更正。

人力资源和社会保障部教材办公室
中国就业培训技术指导中心上海分中心
上海市职业培训研究发展中心

目　　录

第1章　养老护理概论
第1节　养老护理概述 …………………………………… 2
第2节　养老护理状况及发展趋势 ……………………… 8
第3节　养老护理职业道德及规范 ……………………… 11
第4节　《老年人权益保障法》简介 …………………… 16
复习思考题 ………………………………………………… 18

第2章　养老护理基础知识
第1节　医学常识 ………………………………………… 20
第2节　老年人心理特征与交流 ………………………… 23
第3节　老年人常见病症状观察与护理 ………………… 30
第4节　老年人常见疾病与护理 ………………………… 44
第5节　紧急救护常识 …………………………………… 59
复习思考题 ………………………………………………… 66

第3章　养老护理技能操作
第1节　养老机构出入院护理 …………………………… 68
第2节　分级护理服务 …………………………………… 71
第3节　护理交班本书写 ………………………………… 75
第4节　体温、脉搏、呼吸、血压的测量法 …………… 80
第5节　清洁、消毒、灭菌技术 ………………………… 86

第6节　终期老人护理常识 ························· 89
第7节　生活护理基本技能 ························· 93
复习思考题 ··································· 119

第4章　居家养老护理基础知识

第1节　生活常识 ································· 122
第2节　居室常识 ································· 128
第3节　居家养老服务规范 ························· 134
复习思考题 ··································· 137

附录　养老护理操作技能流程图及要点说明

一、洗脸 ······································· 138
二、洗手 ······································· 139
三、口腔清洁 ··································· 140
四、体温测量 ··································· 141
五、床与轮椅间的转移 ··························· 142
六、铺备用床 ··································· 143
七、更换有人床被褥 ····························· 144
八、床上扣杯式洗头 ····························· 145
九、床上擦浴 ··································· 146
十、压疮预防护理 ······························· 147

第1章

养老护理概论

第1节　养老护理概述　　　　　　　　/2
第2节　养老护理状况及发展趋势　　　/8
第3节　养老护理职业道德及规范　　　/11
第4节　《老年人权益保障法》简介　　/16

第1节 养老护理概述

 学习目标

➢ 了解传统养老护理模式与现代养老护理模式的区别。
➢ 熟悉家庭养老与社会养老的不同点,发挥老年人的残存功能。
➢ 掌握养老护理的概念、原则、要求及内容。

 引导案例

王家夫妇是上海某区居民。夫妇俩同龄,为78岁,平素身体健康,无慢性疾病。其3个儿女均工作,成家有后。儿女们不与父母同住,但离父母家很近。王家夫妇日常家务如买菜、做饭等都自己做。每日生活作息如外出散步、与朋友交谈、看电视等安排有序。儿女们坚持每周双休日轮流看望父母,陪父母聊天、做家务。

王家夫妇的隔壁邻居李阿婆是一位孤老,85岁。李阿婆的独子在外地工作,逢年过节才能回来看望老母亲。李阿婆有高血压史,平时用药物控制以保持血压稳定。每日有社区志愿者上门为其洗衣、买菜、做饭、打扫房间等。

问题与思考:王家夫妇和李阿婆的老年生活,分别属于哪种养老方式?并说出依据。

一、概念

现代养老护理强调"要从老年人生理、心理、社会适应出发,在保持个人独立及自尊的情况下提供专业性援助,对有身体功能障碍,缺乏自我照顾能力的人群,提供健康照顾(health care)、个人照顾(personal care)及社会服务(social care)"与传统养老护理"对闲居休养的老年人在生活上给予多方面的照顾,使他们更好地安度晚年"不同。

现代养老护理在中国台湾称为"长期照护",是指对失能者或失智者,配合其功能或自我照顾能力,所提供不同程度之照顾措施,使其保有自尊、自主及独立性或享有品质之生活。对有身体功能障碍、缺乏自我照顾能力的人,提供健康照顾、个人照顾及社会服务。

在日本现代养老护理被称为"介护",是指把老年人或因身心障碍致日常生活处于困难状态的人作为服务对象,对其进行专业性援助,以确保其身体上、精神上、社会适应上能获得健康的生活、成长及进步，最终达到对生活获得满意的以自立目标为目的的生活。

二、养老护理特性

1. 改善性

通过对高龄、空巢、半失能老人及其他有身体功能障碍、缺乏自我照顾能力的人群提供专业性援助，最大限度地改善其身心技能、提高其生活质量。

2. 社会性

它需要社会系统支持，包括以下内容：提供健康服务，开展生活照料服务，提供文化娱乐服务，提供其他服务（法律咨询、老年人婚姻介绍）。因此，加快建立社区养老服务体系是当务之急。

3. 专业性

养老护理员需要专业理论培训和专业技术技能支撑，运用生活性和技术性护理技能，完成老年人的日常生活护理、生活技术护理、心理护理、康复保健预防和老年人闲暇活动组织等各项工作。

4. 个体性

养老护理面对的是具体的个人，其需求和状况有个体的差异，因此，要根据不同情况提供有个体差异的专业服务。

三、养老护理分类

1. 主要方式

（1）家庭养老。家庭养老即老年人居住在家庭中，主要由具有血缘关系的家庭成员对老人提供赡养服务的养老模式。目前，家庭养老是老年人的主要养老方式，但随着人口老龄化的发展，老年人在社会人口中所占比例和数量的增加，以及家庭结构小型化趋势的加剧，使得家庭养老能力日益降低。家庭养老功能的外移，也会使老年人家庭在照顾老年人生活上遇到各种困难，需要得到社会的支持和帮助。因此，为老年人家庭提供居家养老护理服务，是今后养老护理的重要任务。

（2）社会养老。社会养老分为居家养老和机构养老两种。

1）居家养老。简单而言即老年人居住在家中，由社会提供养老服务的一种养老方式。它与家庭养老的区别是：居家养老服务的提供主体是依托社区而建立的社会化的养老服务体系，而家庭养老服务的提供主体是家庭成员。

截至2010年，我国进入老龄化社会已经10年，到2020年，我国人口的老龄化进程将明显加快。为应对老年人口数量快速增长的形势，稳步、有效地构建符合中国社会经济发展实际情况的养老模式，2006年，我国老龄工作委员会等十部委出台了《关于加快发展养老服务业的意见》，意见提出我国要逐步建立和完善以居家养老为基础、社区服务为依托、机构养老为补充的服务体系。

据此，我国正逐步建立起以居家养老为主、社区服务为依托、机构养老为补充的多元供给养老模式。主要是以家庭为核心，政府主导，社会养老服务机构参与的多元化服务模式，资金来源也呈现出公共财政投入、市场化运作、非营利机构服务等多种渠道，实施多元化运营机制，提供养老基本保障、社区照料服务、个性化服务市场购买的多层次养老服务内容。

通过多元养老机制，提供有效的"老有所养、老有所医、老有所教、老有所为、老有所乐"的社会保障，使老年群体的晚年生活有价值、有尊严。在多元养老模式的实施中，值得重视的是，要把老年人作为行动主体，他们不只是年老体弱的被供养对象，还是这个社会的重要成员，要让他们参与到群体、社区、社会的公共活动中来。

经过多年探索，上海市将居家养老服务定义为：以家庭为核心，以社区为依托，以专业化服务机构为载体，通过上门、日托或邻里互助的形式，为居家老年人提供以生活照料、康复护理等为主要内容的社会化服务。"居家"意味着老年人尽可能长地待在自己所熟悉的生活环境中，而高龄晚年居家所需的"生活照料"，可依托社区提供的社会化养老服务。

江苏省提出了以居家养老为基础、社区服务为依托、机构养老为支撑、信息服务为辅助的社会养老服务体系。其基本内容为：社区居家养老服务中心为老年人提供文体活动、教育学习、助餐、日托、咨询、维权等服务和居家养老服务的规划和指导、服务资源整合、老年信息收集、政府购买服务实施、服务质量监控等管理职能，并重点为高龄、空巢、半失能等困难老人提供生活照料、陪护、配餐送餐、家政服务、家庭病床、应急救助、心理关爱的上门服务，使老年人住在家里就能获得专业化的社区服务。

2）机构养老。即将老年人集中在专门的养老机构中进行养老的模式。该模式的优点在于通过集中管理，能够使老年人得到专业化的照顾和医疗护理服务，无障碍的居住环境设计也使老年人的生活更加便利；缺点在于容易造成老人与子女、亲朋好友之间情感的缺失，而且成本较高。目前，西方发达国家有5%～15%的老年人采用机构养老，其中北欧有5%～12%，英国大约有10%，美国大约有20%；中国则不到2%。

可见，家庭养老的比例远高于社会养老（居家养老和机构养老）。

2. 其他方式

（1）互助养老。互助养老是指老年人与家庭外的其他人或同龄人，在自愿基础上结合起来，相互扶持、相互照顾的模式。具体包括老年人结伴而居的拼家养老、社区内成员相互照顾的社区互助养老等。在德国，有很多老年人共同购买一栋别墅，分户而居，由相对年轻的老人照顾高龄老人。还有的地方安排了一些大学生和独居老人合住,由大学生照顾老人。瑞士也建立了很多结伴而居的"室友之家"。

(2) 以房养老。以房养老是指将自己的产权房出售、抵押或者出租出去,以获取一定数额的养老金或养老服务的养老模式。它通过一定的金融机制或非金融机制,将房产蕴涵的价值提前变现,从而为老年人提供养老资金来源。

(3) 旅游养老。国外很多老年人退休后,喜欢到各地去欣赏秀美景色,体会不同的风土民情,从而在旅游过程中实现了养老。旅游机构也乐于为老年人服务,并通过与各地的养老机构合作,为老年人提供医、食、住、行、玩等一系列周到服务,使老年人免除游玩中的后顾之忧。

(4) 候鸟式养老。候鸟式养老是指老年人像候鸟一样随着季节和时令的变化而变换生活地点的养老方式。这种养老方式总能使老年人享受到最好的气候条件和最优美的生活环境。美国的佛罗里达州,日本的福冈、北海道,韩国的济洲岛都是老年人相对集中的"迁徙"目的地。

(5) 异地养老。异地养老是指遵循比较优势原理,利用移入地和移出地不同地域的房价、生活费用标准等的差异,或利用环境、气候等条件的差别,以移居并适度集中方式养老。如美国就建立了大量的"退休新镇""退休新村",以吸引老人移居养老。

(6) 乡村田园养老。乡村的空气新鲜、生态环境优越、生活成本低廉。国外一些喜欢大自然的老年人退休后会选择在乡村的田园、牧场、小镇等地养老,每日养花弄草、游山嬉水、颐养天年。

四、养老护理内容

养老护理工作主要是运用生活性和技术性护理技能,完成老年人的生活护理、医疗护理、康复保健预防和心理护理等护理工作。

1. 生活护理

生活护理是指养老护理员对老年人日常生活所做的照顾和料理工作。这项工作是保证老年人正常生活的前提,也是养老护理的基础工作。

生活护理的内容包括老年人居室卫生打扫、衣物洗涤、晨晚间起居护理、饮食护理、排泄护理、老年人个人卫生清理、老人搬运护理、卧床老人翻身护理、尿和粪常规标本的采集以及老人生活情况的巡视观察。

生活护理方式应根据老年人的具体情况、意愿和要求,由老年人自己选择帮助与照料的方式。具体方式有:老年人自己做力所能及的事,养老护理员在一旁进行指导和监护,这种方式可以使老年人现有的生活自理能力得以保持;养老护理员与老年人一起做,这种方式可以保持或恢复老年人的一些生活自理能力；养老护理员给老年人做，这种方式大都用于高龄老年人和患病老年人的生活护理。让老年人做些力所能及的事，可以使他们感到自己是有能力的，从而减轻其对生活自理能力减退的忧虑。

2. 医疗护理

随着老年人增龄、生理机能衰退及机体抵抗力的下降，健康老年人身体体力及活动机能等有明显减弱，同时患病老年人各系统脏器功能更加衰退，其慢性疾病开始出现或增多，如高血压、冠心病、前列腺增生、慢性支气管炎及肿瘤等。因此，做好老年人的医疗护理是养老护理工作的重要内容。

3. 康复保健预防

据统计，我国城乡老年人的患病率均高于城乡人口平均患病率，这表明我国老年人的健康水平不高。特别是高龄老年人更易患病，或几种慢性病缠身，或因病致残。因此，康复保健对老年人身体健康至关重要，也是养老护理的一项主要工作。包括康复、保健、预防这三项工作。

（1）康复。康复是使用各种康复治疗手段对有病老年人或伤残老年人进行治疗，使其病情或症状得到康复或缓解。治疗手段主要有体疗、理疗、推拿、按摩等。

（2）保健。保健是通过体育锻炼和其他保健措施，使老年人增强机体抵抗力，提高老年人健康水平的方法。主要包括拳操、器械健身、健康咨询、定期健康检查和保健品服用的指导。

（3）预防。预防是指防止某病在人群中发生。各种养老护理服务机构是老年人进行群体活动的地方，老年人又是传染病的易感人群，所以做好预防工作意义重大。

4. 心理护理

心理护理是运用各种心理护理措施，减轻老年人的精神压力，排解其心理负担，帮助他们正视生活，积极调整心理状态，恢复和保持心理健康的护理方法。

心理护理的方式有：家人亲属与老年人的情感交流，养老护理员与老年人的交往与宽慰，安排老年人参加社会活动，组织老年人之间的交往等。

老年人保持一定的社会交往，往往可以长时间地保持自己的智力水平。在心理护理中要仔细观察老年人的各种变化，通过交谈了解老年人的心理状况，发现异常心理变化，及时采取各种措施进行心理疏导。组织各种文娱活动不仅可以丰富老年人的闲暇生活，陶冶情操，培养良好的心理素质，还能分散老年人的注意力，排解其心中的不快。

五、养老护理原则与要求

1. 树立"以老年人为本"的基本原则

"以老年人为本"的基本原则是在养老护理工作中必须遵循的准则和所要达到的基本

要求。由于养老护理以老年人为服务对象，因此，"以老年人为本"是养老护理的基本原则。贯彻"以老年人为本"的原则，应做到下述基本要求：保障老年人生活安全，保障老年人合法权益，尊重老年人个体差异，发挥老年人的残存功能，保护老年人隐私。

2. 要求

（1）保障老年人生活安全。安全是人们在生活中感到有保障、无危险的心理需要。随着增龄，生理性衰老导致老年人机体功能减退，给他们的生活带来各种困难，即使是他们曾经熟悉的生活环境，也会成为影响他们生活安全的因素。为此，老年人在生活中容易产生不安全感，所以他们的安全需要显得比其他人更重要。

老年人的安全保护涉及养老护理工作的各方面以及整个工作过程，其内容包括老年人的居住安全、出行安全、人身安全、医疗安全、饮食安全等。老年人的安全状态与他们的身体、心理、生活能力有关，实施老年人安全保护时，应根据每位老年人的具体情况制定有针对性的安全保护措施，在工作过程中全方位地对老年人进行安全保护。

实施老年人安全保护，首先要消除影响老年人安全的各种因素，如及时清除老年人居室地面的积水，老年人物品应放置在其容易取到的地方等。其次在看护老年人时，应注意观察老年人的情绪和行为变化，发现异常要及时采取保护措施。对重点老年人要采取重点保护措施，如痴呆老年人、情绪剧烈变化老年人等都要重点保护。

在养老护理工作中，要严格执行各项规章制度和技术操作常规，以保证老年人的安全。夜间要加强巡视，及时掌握老年人情况，防患于未然。

（2）保障老年人合法权益。老年人合法权益是宪法和法律规定的老年人所享有的权利和利益。老年人的合法权益涉及社会生活的方方面面，既有政治方面的权利，又有人身方面、财产方面的权利；既有公民的一般权利，又有老年人所特有的权利。保障老年人的这些权利，其目的就是要使得老年人老有所养、老有所医、老有所为、老有所学、老有所乐，安度晚年。老年人是社会发展的奠基者，没有老年人昨天的奋斗，就没有今天的社会。所以，全社会都不能忘记老年人，全社会都有责任保障老年人的合法权益。

在日常生活中，老年人权益主要体现在健康、被照料、安全保障等方面。健康权利主要指老年人对健康的需求；被照料的权利主要指老年人的日常生活照料和患病老人对照料的需求；安全保障是指老年人在生活中的安全需求，包括居住安全、出行安全、人身安全、医疗安全、饮食安全等。

（3）尊重老年人个体差异。尊重老年人的个体差异，其实质是满足老年人生活需要，即为老年人提供舒适的生活环境。舒适是人们对生活质量满意程度的心理体验，它既包含物质生活的满足，还包含心理需要的满足。对于老年人，尤其需要得到人们的尊重。当这些需要得到满足时，老年人才会感到生活的舒适，从而对生活质量产生满足感。

在生活中，老年人不是一个有着相同需要的单一群体，他们要求的是适合自己特定需要和情况的生活护理。在为他们服务时，先要对每个老年人的情况加以全面了解，并进行分析评估，然后制订符合老年人特点，又切实可行的个体化护理计划，让老年人得到满意的服务。老年人对所提供的养老护理服务表示满意，是对养老护理工作的最终评价。

（4）发挥老年人的残存功能。养老护理是指以照顾日常生活起居为基础，为独立生活有困难者提供帮助的护理工作。目标是提高被护理者的生活质量，最大限度地实现其人生价值。因此，应最大限度地发挥老年人的残存功能，发挥老年人的主动性，扩大其生活空间。

以一侧肢体偏瘫的老年人为例。我国的传统观念是：他已经失去了部分生活自理能力或者完全失去了生活自理能力，家人对他所有的生活起居都应进行无微不至的照顾，请人专门护理老年人，日常生活全包，不能让老年人受到一点委屈，并以为这是最大的"尽孝"。而老年人也理所当然地认为这就是"养儿防老"。这是与现代养老理念相悖的观念。首先需要理解老年人不是处于人生终点的被保护对象，尽管他们的身体功能已经衰退，甚至生活已经不能完全自理，但他们依然是社会中不可缺少的一员，而不是多余的人。

传统观念中，由于护理员代理了老年人所有的日常生活活动，老年人的残存功能无用武之地，不能被充分地利用，最终导致其身体功能进一步减退，生活质量严重受损。因此，对于仍然具有一定生活能力的老年人，不应该剥夺其使用残存功能以及充分发挥残存能力的机会，应该尽可能为他们创造机会，促进或维持其残存能力，以提高其生活质量。

（5）保护老年人隐私。养老护理工作的核心，是为老年人生活服务。老年人对自己生活事务，都有他们的意愿和对自身事务的选择权利。因此，在维护他们的权益时，一定要尊重他们的意愿和选择决定权。只有遵照老年人的意愿，尽量保持他们已经熟悉的生活方式和习俗，才能使他们感到生活更加舒适。特别要注意保护和尊重老年人的隐私。

第2节 养老护理状况及发展趋势

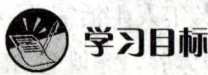 学习目标

➢ 了解国内、国外养老护理现状。
➢ 熟悉国内养老护理的发展趋势。

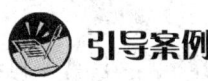 引导案例

阳光养老院由某区政府机构开办,已成立15年。开院时仅有一层房间,15张床位供老年人入住,在一线工作的护理员有3位。现在养老院有床位60张,20位护理员轮班照料老年人。

问题与思考:①如何认识人口老龄化对养老护理的挑战?②如何理解现代养老护理的目标?③如何提高老年人的生活质量?

一、养老护理现状

1. 国内养老护理现状

(1) 我国已进入老龄化社会。人口老龄化是指社会中60岁以上(含60岁)的人口数超过总人口数的10%或65岁及以上人口数超过总人口数的7%。1990年以来,我国老龄人口以平均每年3.32%的速度增长,2000年我国60岁以上(含60岁)的人口达1.3亿人,占我国总人口数的10.09%,开始进入老龄化社会。据推测,2025年我国老龄人口将达到总人口数的20%,2050年将达到25.5%。我国人口结构由成年型转向老年型,发展速度之快,老年人口之多,世界罕见。老龄人口的增加将给社会生活的许多方面,尤其给健康护理带来巨大的压力。

(2) 老年人的健康状况。我国老年人的健康状况不容乐观。各地老年人健康状况调查表明,无重要脏器疾病的所谓健康老年人仅占老年人总数的20%～25%。老年人患病率高、发病率较高的慢性病依次为高血压、糖尿病、慢性支气管炎、肺气肿、关节炎等。根据我国城市老年人医疗服务情况调查,老年人两周就诊率为23.75%,远远高于其他年龄组14.66%的水平;老年人住院率为7.62%,比其他年龄组4.36%高得多。

(3) 人口老龄化对护理服务的需求。老年人是家庭护理的主要服务对象。老年人对家庭护理的主要需求是对其日常生活能力的帮助。由于传统赡养模式的影响,经济条件的限制以及老年人固有的地缘、亲缘情结而不能或不愿进入养老机构,却又需要护理的老年人现状不容乐观。表现为三种情况:一是配偶照料,二是子女照料,三是保姆、钟点工照料。我国大多数老年人由家属照顾,所以家属的负担很重。因此,无论从老年人自身还是从照顾者方面来说,都急需来自医疗、社区等方面的服务机构的支持和帮助。

2. 国外养老护理现状

尽管不同国家社区护理机构的名称及性质不同,但都相应开展了社区老年护理,来解决老龄化带来的医疗卫生保健问题,同时结合本国特点逐步形成了医院、社区护理机构、家庭护理机构等特定的服务机构,建立了疾病护理、预防保健、生活照顾为一体的网络

系统。

澳大利亚2005年超过65岁的人有260多万人，虽然人口老龄化问题严重，但澳大利亚政府早在1980年就开展了老年护理服务，在医疗卫生机构中设有老年医师、物理治疗师、职业治疗师、社会工作者、语言治疗师以及足疗师组成的老年护理评估组，其社区护理模式主要为居住性老年护理和老年病人治疗与护理。

日本在1994年已有各类老年人保健设施达1 003个，入所老人85 000余人。老年人保健医疗层次分为医院老年人病房、疗养院、老年人保健中心、康复机构、养护老年人之家、托老所、家庭护理援助机构等，他们对老年社会进行了摸索并建立了医疗保健、福利、教育、心理指导等一系列制度，从而减轻了个人、家庭、社会和国家的压力。近年来实施介护保险法，使养老护理得到了法律保障。

2002年美国65岁以上人口超过3 500万人，但美国访视护士19世纪末已经开始在全美各城市为老弱人群提供居家护理、健康教育及健康促进服务。据报道，美国已有数百家形式多样的社区护理中心面向各类人群，其中社区老年护理中心占大多数。

二、养老护理发展趋势

1. 传统观念

人们往往将养老护理与老年病护理相提并论。人们认为养老护理是针对老年人的某种疾病而采取的相应护理措施，大多数疾病对老年人的影响与对其他年龄组人群的影响并没有太大的区别。然而，实践证明，对老年人群的护理有别于对其他年龄段人群的护理。这些因素包括老年人对疾病的反应，各种疾病症状在这类人群中的不同表现，以及这些疾病所导致的身体、心理的反应及所产生的后果等。目前，养老护理工作的重点在于帮助老年人应付实际或潜在的健康问题。因此，养老护理有别于传统观念的老年病护理。

2. 现代养老护理模式的转变

针对全球人口老龄化趋势，1990年世界卫生组织（WHO）提出健康老龄化战略。健康老龄化不仅体现为寿命跨度的延长，更重要的是生活质量的提高。健康老龄化使养老护理的内涵发生了重大转变：护理对象从个体老年病人扩展到全体老年人，护理内容从老年疾病的临床护理扩展到全体老年人的生理、心理、社会、生活能力护理和预防保健，工作范围从医院扩展到了社会、社区和家庭。护理模式由"以病人为中心的整体护理模式"转向了"以人为中心、以健康为中心的全人护理模式"。传统医疗护理活动的目标在于诊断、治疗及治愈疾病。病人康复的速度和程度是护理活动成效的评判标准。现代养老护理的目标是：延缓衰老及恶化，增强自我照顾能力，支持濒死病人并保持其舒适及尊严，提高老年人的生活质量。许多发达国家如日本，已经把"提高老年人的生活质量"作为老年护理的最终和最高目标,同时也作为养老护理活动效果评价的一个有效判断标准。

3. 21世纪老龄化趋势与特征

据2006年我国老龄工作委员会预计:21世纪中国的人口老龄化发展趋势可以划分为三个阶段:第一阶段,从2001年到2020年是快速老龄化阶段,届时,老年人口将达到2.48亿人;第二阶段,从2021年到2050年是加速老龄化阶段,到2050年,老年人口总量将超过4亿人;第三阶段,从2051年到2100年是稳定的重度老龄化阶段,2051年,中国老年人口规模将达到峰值4.37亿人,老龄化达30%以上。与其他国家相比,中国的人口老龄化主要特征是:老年人口规模巨大,老龄化发展迅速,地区发展不平衡,城乡倒置显著,女性老年人口数量多于男性,老龄化超前于现代化。

4. 人口老龄化对养老护理的挑战

人口老龄化的趋势,使老年人问题成为这个时代的重要课题。老年人由于生理、心理的变化,对社会、生活的适应能力下降,同时面临退休、丧偶、慢性病折磨、身体功能下降、经济状况改变等人生大事,容易产生焦虑、抑郁、孤独等心理问题,使得老年人的心理状况更为复杂。因此,如何全方位地护理老年人,发挥其残存功能,保持心理健康,自主、自立、自尊地提高其生活质量;如何尊重生命,注重生命质量,尊重死亡,不加速也不延迟死亡;协助临终老人安静地、有尊严地离世,做到去者能善终,留者能善留是今后面临的重大挑战。

综上所述,随着人口老龄化、家庭小型化、养老护理需求个性化、养老护理服务社会化及专业化需求的不断提升,特别是现代养老护理理念的转变,养老护理必将出现持续大发展。

第3节 养老护理职业道德及规范

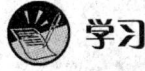

➢熟悉养老护理员职业道德的具体内容。
➢掌握养老护理接待工作中的礼仪要求。

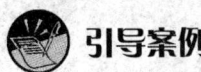

小红是护理专业刚毕业的护士,应聘于某区政府福利机构养老院工作。养老院业务主

管人员为新护士进行岗前培训。

问题与思考：①养老护理员应具备哪些职业素质？②说出养老护理接待工作中的礼仪要求。

一、养老护理职业道德的概念

职业道德是从事一定职业的人们在工作或劳动过程中，应当遵守的与职业活动相适应的行为规范。养老护理职业道德就是养老护理员在养老护理工作中应当遵循的行为规范。养老护理职业道德集中体现了养老护理员的品质、人格、思想觉悟和道德境界，也表现出养老护理员应具有的职业素养。

1. 养老护理职业道德的内容

（1）遵章守纪，严格自律。遵守国家法律法规和各项规章制度，自觉维护老年人的合法权益。

（2）爱岗敬业，乐于奉献。树立正确的职业价值观，态度热情，耐心周到，平等待人，文明服务。

（3）尊重他人，诚恳待人。尊重老年人的人格尊严，满足老年人的需要，团结他人，主动协同，维护集体利益。

（4）勤奋工作，讲科学。工作认真负责，精力集中，严格执行护理工作制度和操作规程，吃苦耐劳，为老年人提供舒适的护理服务。

（5）钻研业务，提高能力。参加各种形式的业务培训，勤练护理基本功，具有强烈的事业开拓精神。

（6）行为端庄，文明礼貌。举止大方，谈吐得体，仪表整洁，保持良好形象。

2. 养老护理员的行为规范

（1）遵纪守法，讲文明，讲礼貌，维护社会公德。

（2）自尊、自爱、自立、自信、自强。

（3）守时守信，尊老爱幼，勤奋好学，精益求精。

（4）尊重老人，热情和蔼，忠诚本分。

二、养老护理员的工作要求

（1）不乱翻老年人的东西。

（2）为老年人的家庭财产安全负责。

（3）正确理解是否与老年人同桌、同时就餐问题。

（4）正确处理并化解工作期间发生的矛盾。

(5) 正确理解善意的批评和"冷嘲热讽"。

(6) 有了误解应及时解释，澄清事实，分清责任。消除误会是很有必要的。

三、养老护理员的职业素质

养老护理员的职业素质主要有业务素质、心理素质和身体素质。

1. 业务素质

业务素质要求养老护理员掌握与养老护理职业有关的理论知识和相关职业技能的知识。

养老护理职业的理论知识包括基本法律知识，日常生活照料、生活技术护理、康复保健指导、心理护理等知识。

养老护理职业技能操作包括日常生活护理操作技能、生活技术护理操作技能、心理护理技能、康复保健指导技能、老年人闲暇活动策划与组织技能。

养老护理员业务素质的提高既要注重理论学习，又要强化技能操作训练。

2. 心理素质

心理素质是指养老护理员应具备本职业所要求的心理状态和特点，包括观察力、记忆力、情绪与情感、判断力、性格和表达力。

（1）观察力。观察力是人们对客观事物进行有目的的认知能力。老年人随着增龄，会出现感知觉功能减弱、反应迟缓、记忆力下降等生理改变，给生活带来各种困难。尤其因病致残，使他们的语言表达能力受限，难于清楚地表达自己的意愿。为了及时掌握老年人的情况，养老护理员必须学会观察的技能。因此，观察力对养老护理员相当重要。

（2）记忆力。记忆是人脑对过去经验的识记保持及再认识或回忆出来的过程。良好且准确的记忆是保证养老护理工作顺利完成的重要条件，也是每个养老护理员都必须具备的能力。老年人生活护理工作是涉及老年人的衣、食、住、行和医疗保健等方面的繁杂工作，为此养老护理员应采取科学的记忆方法，对于需要较长时间记忆的事可以使用记录的办法帮助记忆。

（3）情绪与情感。情绪与情感是人们对客观世界的一种特殊的反映形式，是人对客观事物是否符合自己需要而产生的体验。人的情绪可以通过渲染而互相影响。因此，养老护理员要通过自己积极乐观的情绪感染老年人，帮助他们产生乐观、积极向上的情感。

（4）判断力。判断力是人们对客观事物进行分析、综合，并作出判断的能力。面对老年人的各种情况，养老护理员应能经过分析综合，迅速作出老年人是否存在异常情况以及异常情况可能产生的不良后果的估计和判断，这样才能及时正确地解决出现的问题，保证养老护理工作的顺利进行。

（5）性格。性格是个人对客观现实的稳定的态度及与之相适应的习惯化了的行为方式。养老护理员应具备良好的性格，它包括尊重他人、宽厚待人、热爱集体、正直纯朴、勤劳无私、真诚热情、积极进取、行为端庄，对老年人富有同情心，自愿为老年人奉献爱心。

（6）表达力。表达力是人们运用语言在与他人交往中表达自己意愿的能力。因此，正确使用语言这个交往的工具，恰如其分地表达自己的意愿，是养老护理员必不可少的基本技能。

3. 身体素质

身体素质是指人的身体健康状况。养老护理是一项既要运用生活护理技术，又要付出一定体力的工作。因此，养老护理员要掌握娴熟的生活护理操作技术，必须具备健康的身体，方能完成养老护理工作。

四、养老护理接待工作中的礼仪要求

接待是一定的社会组织对公务活动中的来访者所进行的迎接、接洽和招待活动，是社会组织人员相互交往的方式。在福利机构，护理员通常与老年人及其家属或来访者有较多的接触，因此，接待工作的好坏也可直接影响老人和家属对护理服务的满意程度。

1. 树立良好形象

（1）举止。哲学家培根有句名言，"相貌的美高于色泽的美，而秀雅合适的动作美又高于相貌的美，给人以美的享受"。举止是一种行为语言，它真实反映一个人的素质和受到教育的程度，是展示个人修养的重要外在形态。端庄文雅、自然大方、恰到好处的举止，能给人以深刻且良好的第一印象，能获得他人的信任与好感。护理员着装整洁、精神饱满、举止文雅、沉着冷静是接待工作的基础，因此应树立良好的形象，时刻注意站姿、坐姿、走姿等举止行为。

正确的站姿：挺胸，收腹，头部端正，颈直，肩外展，两手自然下垂于身体两侧或轻握手于下腹部，双脚并拢两脚错开，身躯正、直，重心上提。在护理工作中切忌扶肩搭背，手叉着腰，随便依靠老人床边、墙壁等。

正确的坐姿：上身端正挺直、两脚并拢后收，双手置于腿上。在护理工作中切忌背靠椅子、两脚跷起，给人以懒散的感觉。

正确的走姿：行走时抬头、挺胸、收腹、两臂自然摆动，步履轻捷。在护理工作中切忌行走时左顾右盼、手舞足蹈、穿响底鞋。

（2）着装。护理员每天上班前，着装必须符合规范，即与自己的职业、身份、年龄、性别、体形相称，与周围环境相协调，讲究和谐的整体效果。要注意整齐、清洁、大方、美观。通常护理员可穿款式简洁、线条流畅的服装，同时着装不宜超过三种颜色，无须过分艳丽。款式不宜太短、太露、太低、太紧。

（3）仪容与卫生。在外貌上适当进行修饰是必要的，但要端庄、自然淡雅，不能浓妆艳抹、珠光宝气。头发要适时梳理，保持清洁、整洁。发型要朴素、大方；面部要注意清洁，并化淡妆。个人卫生要做到勤洗澡，勤换衣袜，勤漱口，身上不能留有异味。上班前不饮酒，忌吃大葱、韭菜等有刺激性气味的食物。

2. 适时使用语言及非语言交流

言谈能反映人的思维能力、文化素养、道德品质等诸多内在素质。善于使用语言与他人沟通，是取得成功的前提。

规范的言谈应做到以下几点：

（1）要讲究声音的可闻度。噪声尽可能甜润、清脆，以增加语言的感染力和吸引力；音量要适中，使对方能听清楚即可，切忌大声说话，语惊四座；语速适中，避免连珠炮式地说话。

（2）意思表达要清楚，说话力求完整、准确、贴切，注意用词恰当。

（3）表情要自然、亲切、面带微笑，平视对方眼鼻三角区，以示尊重，有礼貌。

（4）与人说话或交谈时要距离适当，防止口中呵气或唾沫溅到老年人脸上、身上。

（5）正确运用称呼并按每天不同的时刻使用问候语。

非语言交流是借助非语言符号，如人的仪表、服饰、动作、表情、空间、时间等进行交流，是语言交流的自然流露和重要补充。在护理工作中可通过非语言的调节动作，如微笑、点头、摇头、注视、皱眉、降低声音、改变体位、竖起大拇指等丰富沟通的内容，使语言表达更生动、更形象，可见非语言沟通在护理工作中的重要性。

3. 注意礼貌礼节

日常礼仪是人们在日常生活、工作和交往中所应该遵循的行为规范，是建立融洽人际关系的必要和重要条件，因此在护理工作中与老年人和其家属交谈应注意礼貌、礼节及文明用语，如为老年人实施操作前要向老年人解释，操作中多与老年人沟通并询问老年人的感觉，操作后应感谢老年人的配合等。

（1）日常交往礼仪。

1）迎送客人事先要有准备。对来访客人，无论职位高低、是否熟悉，都应热情周到，亲切招呼；要注意礼节，客人到达时，应邀客人上座（一般以右为上），并送上茶水。

2）客人表示要走时应要待客人先起身，自己方可起身相送。送客应走在客人后面，送客至门口或楼梯口时再握手道别。同时，要目送客人远去，如果客人回首招手，应举手示意或点头，直到客人不回头或见不到身影方可离开。

(2) 接电话礼仪。

1) 接电话应迅速、简洁、谦恭，声音清晰，声调柔和、亲切（必要时用微笑的声调来通话），音量适中。

2) 接听时应说："您好，请讲。"若铃声响过三次后，应说："对不起，让您久等了。请问您找哪一位？"

3) 接听后若自己不是受话人应负起传话的责任，说声"请稍等"，然后尽快找到受话人。若要找的人不在旁边，应询问："是否要转告或留言？"如对方需要则可记录要点，并复诵一遍。若对方打错电话，应说："小姐/先生，您拨错了。"通话结束时应说："再见。"

4) 护理员无特殊情况不能在老年人家中打私人电话。

第4节　《老年人权益保障法》简介

 学习目标

➢熟悉老年人合法权益保护。

 引导案例

胡大伯74岁，老伴在两年前过世，现与儿子一家共住。儿子另有一套一室半房子。儿子、媳妇平时工作很忙，常常很晚回家。胡大伯不忍心给儿孙们增加照料负担，想再找个老伴结婚。于是，对家人提出要用儿子另处的房子作结婚之用，不料遭到儿子的极力反对。

问题与思考：①《老年人权益保障法》有哪些内容？②胡大伯应如何维护自己的合法权益？

《老年人权益保障法》共有6章50条，第1章为总则；第2章为家庭赡养与扶养；第3章为社会保障；第4章为参与社会发展；第5章为法律责任；第6章为附则。

本法共分五部分内容：一是立法宗旨部分，重点阐述了立法目的、年龄界定和保障内容三方面的法律规定及其依据；二是家庭养老部分，重点阐述了坚持以家庭养老为主要形式的"三种根据"、老年人需要特别保护的"六种权益"、赡养人需要履行的"六项义务"、禁止赡养人对老年人的"六种侵权行为"等有关法律规定；三是社会保障部分，重点阐述了建立老年社会保险制度、保障"三无老人"的助养办法、兴办老年社会福利设施和制定属地敬老优老政策等方面的有关规定；四是积极养老部分，重点阐述了要"养为结合"和要"以为促养"的有关法律；五是法律援助部分，重点阐述了老年人诉状优先受理、诉讼费用可缓、减、免，可以获得法律援助和依法裁定先予执行等四项援助内容的规定。

老年人具体有以下九项权利：

1. 从国家社会获得物质帮助的权利

《老年人权益保障法》第 4 条明确规定："老年人有从国家和社会获得物质帮助的权利，有享受社会发展成果的权利。"离退休老年人的养老金领取，孤寡老人的社会福利救济，交不起医药费时可减免，请求法律援助、减免诉讼费等内容是国家、社会提供给老年人具体的物质帮助。

2. 受赡养的权利

扶幼养老是做人的本性和起码的道德。老年人为社会辛勤劳动，贡献毕生的精力，为子女操劳终身，为家庭作出贡献。在他们年老体弱丧失劳动能力时，理应得到社会和晚辈们的尊敬、关怀，给予生活上的帮助，使他们安度晚年，这既是社会的职责，也是家庭的功能。中国的国情是 80% 的农村人口，缺少社会福利保障，靠家庭承担养老任务。因此，《老年人权益保障法》第 10 条至第 17 条都是关于家庭赡养过程中如何保护老年人的受赡养权的规定。

3. 婚姻自由权

老年人的婚姻自由权指老年人有权按照法律规定，自主自愿决定自己的婚姻问题，排除任何人的强制与干涉。现实生活中老年人的结婚自由与离婚自由时常受到不法干涉。因此，《老年人权益保障法》第 18 条重申这一权利，加重对老年人婚姻自由权的保障。

4. 财产所有权

老年人享有财产所有权是指财产所有人依法对自己的财产享有的权利，是民事权利中最重要、最基本的权利之一，是老年人确立其社会地位的物质保障，许多养老纠纷的发生就是老年人没有充分享有财产所有权。《老年人权益保障法》第 19 条对老年人的个人财产权利进行了介绍。

5. 继承权

老年人有劳动能力时，曾为维持家庭生活和抚养子女辛勤操劳。到晚年丧失劳动能力时，需要得到子女的赡养、扶助，愉快地安度晚年。当其子女先于自己死亡时，为了保证老年人的生活水平不致降低。一方面规定老年人有权继承子女的财产；另一方面在分割遗产时，应当优先照顾老年人的利益。当老年配偶发生一方死亡的事实，生存方享有配偶身份的继承权。在确定被继承人遗产范围时须注意，夫妻共同财产的一半为遗产。《老年人权益保障法》第19条强调保护老年人的继承权。

6. 房产权

由于住房紧张，老年人住房问题比较突出。老年人的住房经常被挤占，从正房到偏房、到厨房甚至被挤到牛棚、猪圈，更严重的被挤出家门。住房对老年人十分重要。因为人到老年，活动范围缩小，住房是他们的生存空间，一旦受到侵犯将直接影响老年人的身心健康和晚年生活。《老年人权益保障法》第13条详细讲到如何保障老年人的房产权。

7. 继续受教育的权利

社会不断发展，知识需要更新。离退休老年人愿意继续受教育，国家与社会应支持与帮助。《老年人权益保障法》第31条规定："老年人有继续受教育的权利。"

8. 劳动权利

老年人虽已离退休，但是他们的劳动权利并没有丧失。特别是随着经济的发展，生活水平的提高，医疗事业的进步，老年人健康状况普遍提高，寿命延长。我国老年人中蕴藏大量的宝贵人才，有潜在的巨大的创造力。他们大都愿为国家和社会再作贡献。应当为他们提供劳动就业的机会，创造条件使他们为社会作贡献。《老年人权益保障法》第41条具体规定老年人的劳动权。

9. 参与社会发展的权利

社会发展离不开老年人的参与，老年人可以对青少年进行革命传统的教育、维护社会治安等。《老年人权益保障法》第40条至第42条明确规定了这项权利。

复习思考题

1. 养老护理职业道德的概念是什么？
2. 养老护理职业道德有哪些内容？
3. 养老护理的原则和要求是什么？
4. 家庭养老、居家养老和机构养老有何区别？
5. 养老护理包括哪些内容？
6. 如何实现从传统养老护理模式向现代养老护理模式的转变？
7. 怎样发挥老年人的残存功能？
8. 老年人的合法权益主要体现在哪些方面？

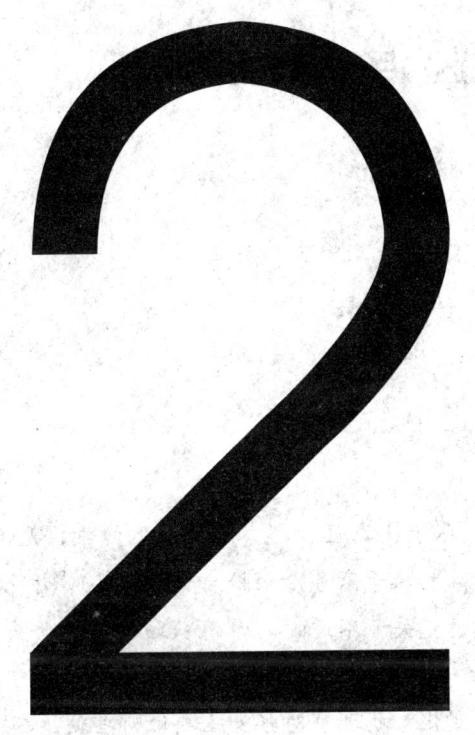

第 2 章

养老护理基础知识

第 1 节　医学常识　　　　　　　　　　　　　/20
第 2 节　老年人心理特征与交流　　　　　　　/23
第 3 节　老年人常见病症状观察与护理　　　　/30
第 4 节　老年人常见疾病与护理　　　　　　　/44
第 5 节　紧急救护常识　　　　　　　　　　　/59

第1节 医学常识

 学习目标

➢ 了解老年人各系统生理功能的变化。
➢ 熟悉老年人的衰老特征。
➢ 掌握老年人的概念、年龄标准。

 引导案例

张女士,今年61岁,已退休在家4年。张女士家住3楼,原本身体健康,无慢性病。平素出门均步行上下楼,不坐电梯。买菜、购物、干家务活轻松自如。戴100°老花眼镜很清晰。但近半年来,她看报模糊,上下楼时感觉关节不适,时常有头颈部不适、头晕等不舒服表现。

问题与思考:张女士的身体发生了哪些变化?护理员对张女士要做哪些健康指导?

一、老年人年龄标准及衰老特征

1. 老年人年龄标准

我国老年人的年龄标准为60岁,发达国家为65岁。这种以时间表示自出生后所经历的个体年龄称为时序年龄,它虽然不能完全代表生理性老化程度,却仍然是评定老化的基本指标。还有一种被称为生物学年龄,是指正常个体根据生理学与解剖学上发展状况所推算的年龄。在实际生活中,时序年龄与生物学年龄可能有较大的差别。

2. 衰老的特征

随着年龄的增长,由于细胞的形态、结构和功能的退行性变化,从而出现的生物体外部形态的改变称为生理性衰老。衰老的特点是储备能力减小,抵抗力下降,生理功能减弱。一般在60~70岁将逐渐出现生理性衰老特征。衰老在人的外形上表现为白发、落齿、背弯、皮肤皱褶等,由于生理性衰老必然会引起心理性衰老表现,故心理上表现为记忆减退、情绪变化、智力下降、个性改变等。

二、老年人的生理功能变化

机体在生命活动过程中，随着年龄的增长逐渐出现组织器官结构老化和功能衰退，老年人在生理上也会发生相应的变化。

1. 老年人循环系统变化

老年人多有高血压和心瓣膜变化，常引起心肌肥大；也可因长期卧床和营养不良，使心肌萎缩。心脏传导系统有损害时，可出现心律失常。冠状动脉发生硬化、扭曲，可导致管腔狭窄，影响心肌的血液供应。老年人的心率减慢，心搏出量减少。

老年人动脉管壁纤维化、钙化，管壁增厚，弹性降低，因此收缩压升高。若伴小动脉硬化，舒张压也可升高。老年人的动脉血压易受环境温度和体位改变的影响而波动。他们各器官的血液灌流量均有不同程度的减少，其中以心、脑、肝和肾血流量减少较明显，因此这些重要器官的生理功能有所降低。

注：心脏与血管的功能依靠心肌的收缩与舒张。心肌老化，则心脏的收缩力减弱。成年后心搏出量随年龄增长以每年1%的速度直线下降。65岁老人与25岁青年人相比，其心搏出量减少40%。心脏的潜在力（预备力）70岁时只相当于40岁的40%。运动后所能达到的最高心率［最高心率（次/分）＝220－年龄］也不如年轻人。

2. 老年人呼吸系统变化

老年人呼吸肌萎缩，胸廓变形、变硬，顺应性降低，呼吸频率及呼吸深度受限；呼吸道黏膜和肌纤维萎缩，管腔扩大，无效腔增大；肺组织萎缩，毛细血管减少；肺泡变薄，弹性减退，使肺泡扩大、融合，造成肺气肿，余气量增大。这些变化使肺活量、肺通气量均减少。

注：肺活量在30～80岁逐渐减少50%；20岁的青年人有80 m^{2}的肺泡面积，70岁时则下降至65～70 m^2；呼吸功能减退使肺动脉血氧分压下降10%～15%，从而影响身体组织的供氧水平。

3. 老年人消化系统变化

老年人牙齿脱落，咀嚼困难，味觉减退。胃肠平滑肌萎缩，弹力减弱，韧带松弛，内脏容易下垂。胃肠扩张，蠕动减弱、缓慢，使机械性消化减弱。食物推进缓慢，在肠内停留时间长，容易发酵，产生较多的气体；若水分吸收过多，容易引起便秘。老年人的消化腺分泌普遍减少，易产生消化不良。肝脏发生增龄性缩小，血流量也相应减少，可发生不同程度的肝功能损害。胆囊变小而增厚，弹性降低。胆囊中胆汁浓缩、沉积，可形成结石，并易患胆囊炎。胆管发炎可梗阻胰管引起急性胰腺炎。老年人的吸收能力降低。

注：65岁时肝血流量是25岁时的40%～45%；60岁以后钙的吸收下降，80岁以后则下降严重。

4. 老年人泌尿系统变化

老年人肾萎缩，肾单位减少，肾血管退化变性，弹性减低，小动脉紧张性增强，肾血流阻力增大，血流量减少，使肾小球滤过率、肾小管和集合管的重吸收及分泌功能均随增龄而下降。肾对尿的浓缩能力、维持水盐代谢和酸碱平衡的能力降低，故易发生脱水或酸碱中毒。膀胱的改变主要是肌层萎缩、变薄、纤维组织增生。男性老年人常有前列腺肥大，女性老年人膀胱出口处腺体增生，都会影响排尿。由于神经反射功能的改变，老年人膀胱常发生不自主收缩，因而引起尿失禁、尿频、尿急和夜尿增多等。

注：50岁以后大量丧失有效肾单位，80岁时肾的质（重）量是壮年时的70%，肾血流量则下降50%，血浆肾活性降低可减少30%~50%。

5. 老年人运动系统变化

骨骼肌细胞水分减少，弹性降低，肌组织间脂肪和纤维组织增多；肌肉呈假性肥大，肌腱韧带僵硬，肌肉收缩效率降低。骨骼中骨胶原及黏蛋白含量减少，长骨、头骨及骨盆可发生骨质疏松症而变形。骨质中钙盐过度沉着，软骨钙化或骨化，骨质变脆、易断。关节软骨发生纤维化、骨化并磨损，滑囊变硬，关节灵活性降低。

6. 老年人感知觉和神经系统变化

眼的老化主要表现在晶状体弹性降低，睫状肌的调节能力减弱，近视力明显减退，出现老花。瞳孔也逐渐缩小，对光反应减弱，老年人的光感阈值提高，暗适应延长，视野缩小。老年人的听力多为不自觉的、逐渐发生的进行性减退，60岁以后听力明显减退。老年人的嗅神经纤维数逐年减少，约有10%的老年人嗅觉丧失。味觉、痛觉、冷热觉、位置觉和运动觉等都有不同程度的减退。

60岁以后脑细胞逐渐萎缩，大脑皮层面积减小，脑重减轻，脑室和蛛网膜下腔扩大，脑脊液增多。脑细胞内营养物质的含量和代谢水平均发生增龄性降低。细胞器膜中不饱和脂肪酸因氧化作用而产生的脂褐质（老年色素），随年龄增长而增多。60岁以上的老人，脂褐质可占脑细胞空间的1/2，严重影响脑细胞的正常功能活动。老年人小动脉硬化，脑血流量减少，氧供应不足，因而可使脑细胞功能逐渐丧失。老年人神经传导速度减慢，反射时间延长，病理反射逐渐增多。

注：成年人的脑质（重）量仅占体重的2%，但消耗葡萄糖的量却为全身的20%，老年人由于脑的形态与生化方面的变化，而引起老年人脑部循环阻力增大，血液流速减慢，脑血流量与氧代谢率降低，神经生理功能减退，表现在记忆力减退，思维活动缓慢，行动不敏捷等。

7. 老年人内分泌与生殖系统变化

内分泌系统的老化，在性腺表现十分明显。性腺萎缩，激素减少，既影响生殖功能，还可引起骨组织代谢和心血管等方面的改变，如骨质疏松，易骨折。血中胆固醇含量增加，磷脂减少，易引发冠心病。甲状腺功能下降，代谢率降低。老年人胰岛素的分泌变化不大，但由于肝细胞膜上的胰岛素受体与胰岛素的结合能力差，因而对胰岛素的反应不敏感，易致糖尿病。

第2节 老年人心理特征与交流

学习目标

➢ 了解老年人的心理特征。
➢ 掌握对老年人的护理观察方法。
➢ 能够熟练运用交流技巧与老年人交流。

引导案例

江老先生，现年83岁，老伴在十年前去世。他平时热心参加社会团体的慈善工作，身体健康，常常连周末也在做社团活动，所以女儿在周末打电话到老父亲家，基本是无人接听。某日的周末休息日，女儿与在家中休息的老父亲接通了电话，女儿高兴地说："爸爸今天在家休息啊？"父亲感觉女儿的潜台词是会来家里看望他。于是，老先生一听到门外的声响就起身去开门，可是，一直等到晚上九点钟还不见女儿的身影。此时，老先生心里说不出是失落还是茫然。

问题与思考：①请你分析江老先生的心理感受。②针对江老先生的心理问题，提出你的护理策略。

心理学是研究人的心理活动及其行为规律的科学。心理活动是生命活动过程中的高级运动形式，是一个复杂的、完整的统一体，可将其分为心理过程和个性心理两部分。

心理过程是人们认识和改造客观世界的心理活动过程，包括认识、情感和意志过程。它们之间不是彼此孤立的，而是相互联系、相互渗透、相互制约的。人们产生态度体验并引发相应的意志行为的同时，情感和意志也将使认识活动得到进一步的深化。

个性心理是人们在认识和改造客观世界的心理活动过程中，表现出的每个人心理活动的不同特点，它构成了人们心理面貌上的差异，"人心不同，各如其面"指的就是个性。个性中与先天遗传素质有关，且相对稳定的心理特征，称为个性心理特征，主要表现在能力、气质和性格等方面；个性中与后天社会环境条件及实践活动有关，且随环境而变化的心理倾向性反应，称为个性倾向性。主要表现在需要、动机、兴趣、理想、信念和世界观等方面。

脑是心理的器官，人脑是产生心理的物质基础，心理活动是对客观现实的主观反映。心理活动是一个有机整体，其结构如图2—1所示。

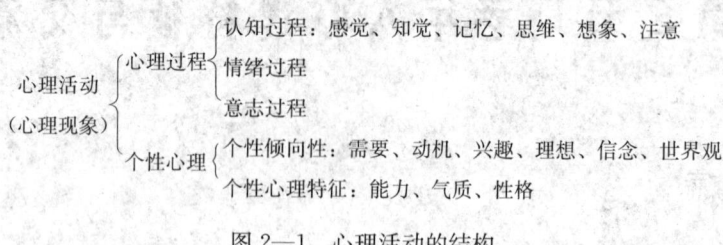

图2—1　心理活动的结构

人的心理活动遍及人类生活的每个领域，心理学理论与技能时时渗透于养老护理的发展中。因此，运用心理学知识，为老年人开展心理护理，使其身心更健康，是养老护理工作的重要内容，掌握老年人心理疏导技能，也是养老护理员应具备的基本技能之一。

一、老年人心理特征

1. 老年人的认知特征

认知过程是人最基本的心理过程，包括感觉、知觉、记忆、思维、想象、注意等方面。

（1）感觉与知觉。感觉是人脑对直接作用于感觉器官的客观事物的个别属性的反映。其特点为：一是感觉所反映的是当前直接感受到的客观事物，而不是过去和间接的事物；二是感觉所反映的是客观事物的个别属性，而不是事物的整体或全貌。知觉是人脑对于直接作用于感觉器官的客观事物的整体属性的反映。其基本特性是：知觉具有整体性、选择性、理解性及恒常性四种特性。错觉是指在特定条件下所产生的对外界事物歪曲的知觉。

老年人由于感知觉功能（视觉、听觉）的减退，反应迟钝，智力衰退等变化，易产生衰老感。因而出现抑郁、冷漠、孤独、多疑、恐惧等一系列认知活动的改变。同时，老年人由于生理性衰老出现大脑退行性改变，如脑血流减少、摄氧量下降、神经细胞萎缩、神经纤维再生能力减退等，都可引起不同程度的心理变化，如记忆力减退、思维迟缓、理解力下降，使得老年人接受新事物和适应能力减弱，学习和创造性思维能力减退等，严重者可发展成为痴呆，生活不能自理。

（2）记忆。记忆是过去经验在人脑中的反映。人们感知过的事物、思考过的问题、体验过的情绪、从事过的活动，都不同程度地被保留在头脑中，在一定条件下能够恢复，这就是记忆。记忆的基本过程包括识记、保持、再认和回忆三个基本环节。遗忘是指对识记过的材料在一定条件下，不能再认与回忆，或是错误地再认与回忆。遗忘是保持的对立面，也是记忆内容变化最明显的表现之一。

老年人对过去与生活有关的事物或有逻辑联系的内容记忆较好，而对生疏的或需要机械记忆的内容则记忆较差。老年人应正确应用已有经验，对所要识记的材料进行组织加工，同时，主动学习和加强训练记忆的方法，可提高记忆能力。事实上经过记忆训练后，老年人的记忆能力可达到青年人训练前的平均水平。可见，老年人的记忆具有一定的可塑性，其记忆减退是由于储备能量有限所致。此外，老年人的记忆减退出现的时间、减退的速度、减退的程度个体差异较大。因此，加强老年人自我保健，适时进行记忆锻炼，保持情绪稳定，对延缓记忆衰退意义重大。

（3）思维。思维是人脑对客观事物间接的、概括的反映。思维和感知觉、记忆一样，都是人脑对客观现实的反映，但感知觉是人脑对事物的表面现象和外部联系的反映，而思维则是人脑以已有的知识经验或其他事物为媒介来间接地反映客观事物。思维过程一般说来就是解决问题的过程，包括四个阶段，即提出问题、分析问题、提出假设、检验假设。良好的思维品质应具有广阔性、深刻性、敏捷性、独立性、批判性、逻辑性和灵活性。

思维随着年龄递增衰退较晚，不少人在年老时对自己熟悉的专业有关的思维能力仍能保持。但是，老年人记忆力的减退对概念形成、解决问题的思维过程、创造性思维及逻辑推理都会有影响，尤其是思维的优秀品质如敏捷性、灵活性、独特性等比中青年时期都要减退。老年期思维能力的弱化，有其明显的个体差异，在每个老年人身上表现程度不同。因此，老年人只有多接触社会，勤于动脑，以积极的态度对待生活，才能保持良好的思维能力。

（4）想象与注意。想象是人脑对已有表象进行加工改造而形成新形象的过程。人们在面对问题时，往往是思维和想象密切配合、协调活动。想象可分为幻想、理想和空想。注意是心理活动对一定对象的指向和集中。注意本身不是一种独立的心理过程，而是一种心理状态，它总是伴随着感知、记忆等心理活动同时出现，并且保证心理活动的正常进行。

老年人由于身体各系统生理功能变化，对问题的想象常会凭借自己的主管意向做出理解与判断，因而给养老护理工作带来一定的难度。同时老年人对事物的注意也常按自己的经验、阅历来关注，大多情况下可出现满意效果，但也会因此而出现工作疏漏，造成护理工作的困难。所以，养老护理员遇事应及时与老年人及其家属耐心沟通，以提升护理工作的成效。

2. 老年人的智力特征

人的智力主要包括注意、记忆、想象、思维、观察、实践、操作与环境适应等方面的认知能力。智力随年老增龄可出现某些方面的生理性衰退。智力可归纳成两类：液态智力和晶态智力。液态智力是指与基本心理过程有关的能力，如知觉、记忆、运算速度、推理能力等。在个体发展早期，液态智力明显发展，中年之后有下降趋势，老年期下降更加明显。晶态智力与后天的知识、文化及经验的积累有密切关系，包括学会的各种技能、语言文字能力、判断力、想象力等。晶态智力在人的一生中一直都在发展，只是到了老年期发展速度渐趋平缓。因此，智力的发展存在不平衡趋势，为老年人智力的发掘提供了充分的理论依据。

随年龄的增长，老年人知识和经验不断积累，理解、推理的能力不断提高。老年人认知发展具有多维性和多向性，在个体内和个体间具有可塑性。近年来，人们在重视发展智力的同时，更关注到人的非智力因素的组成形式，如语言、音乐、数学逻辑、空间、身体动觉和人格，启示人们充分重视非智力因素在智力结构中所起的作用。若采取适当的干预措施，可延缓老年人的智力减退。

3. 老年人的情绪特征

情绪是人对客观事物是否符合自身的需要而产生的态度体验。情绪按其作用可分为两类，一类是积极情绪，如愉快、眷恋、满意、自豪、安全感等；另一类是消极情绪，如悲伤、恼怒、嫉妒、怨恨、恐慌、懊悔、羞愧、厌恶等。

情绪通常伴随着外部表现，如面部可动部位的变化、身体的姿势、手势，以及言语器官的活动等。通常把这些行为特征称为表情动作，包括面部表情、形体表情和言语表情，它构成了人类非言语的交往形式，是人们表达情绪的重要外部方式。

情绪可以影响身心健康。积极的情绪能使人在心理与生理两方面都保持健康；消极情绪会损害人的正常生理功能和心理反应。如果消极情绪产生过于频繁或强度过高、时间过长，则会导致身体疾病或心理疾病。临床上常见的高血压、冠心病、癌症、糖尿病、消化性溃疡、哮喘及偏头痛等疾病，都与不良情绪有关，并将此类疾病归类为身心疾病。

社会地位和生活环境的变化，如经济条件的变化、亲友的亡故、家庭矛盾等，容易引发老年人不良的心理反应，如产生被人遗忘的孤独感、老而无用的失落感等。同时，生理功能低下、机体内环境的改变及身体的力不从心感，使得老年人遇到压力时常会出现情绪不稳定，易焦虑、紧张、抑郁、多疑，甚至会为一点小事而争吵，产生明显的心理紧张、冲动的状态。机体功能下降，身患各种躯体疾病，如冠心病、高血压等，可致使身心活动受限，特别容易产生悲观、消极、抑郁情绪，对死亡的威胁较敏感。

4. 老年人的意志及性格特征

意志是人自觉地确定目的，并支配行动去克服困难，以实现预定目的的心理过程。意志品质在人的个性中极为重要，它是一个人奋发前进的内部动力。在意志的品质上，人与人之间存在个体差异。意志的品质主要有自觉性、坚韧性、果断性和自制力四个方面。老年人通过发挥余热、合理用脑、积极参与社区集体活动及保持乐观心态等可加强意志的自我锻炼。

在日常生活中老年人常见的性格变化有：

（1）性格暴躁。这种性格的老年人对微小的精神刺激往往做出暴发性的反应。常表现出情绪激动、大发雷霆，而自己完全不能克制，有时伴有攻击行为。事后表现完全正常，但不能防止再发。

（2）性格偏执。这种性格主要表现为固执、敏感、多疑、心胸狭隘及好嫉妒等，对自己的能力常会估计过高。看问题主观片面，容易与别人发生摩擦，人际关系紧张。

（3）性格封闭。表现为性格变得退缩、孤独、怪癖、胆怯、沉默寡言、不爱交往，对人对事冷漠，兴趣索然等。

（4）性格强迫。这种性格表现为刻板固执、墨守成规、遇事优柔寡断等，常以十全十美的标准要求自己，为此常出现焦虑、抑郁与苦恼。

（5）性格衰弱。这种性格表现为懦弱和胆怯，缺乏信心和主动精神。常感自己能力差，精力不足，容易疲劳，情绪较易波动。并常为小事伤感，遇事反复思考，犹豫不决，缺乏生活乐趣。

二、护理观察及交流技巧

1. 护理观察技巧种类和运用

观察法是判断心理问题的常用方法。一般是有目的、有计划，并在积极思维中进行的。常用的方法有直接观察法和间接观察法。

（1）直接观察法。直接观察法是通过对老年人直接接触交谈，观察老年人的意识、言语、思维、情绪、行为举止及生活自理等方面的表现。可启发老年人自己叙述，亦可有目的地给老年人安排活动，并在活动中注意观察其心理状况。

（2）间接观察法。间接观察法是通过老年人的日记、书信及绘画等了解老年人的思想内涵；或向老年人的家人、亲友了解老年人近期和远期的生活情况，然后将所收集的资料加以整理，从而间接了解老年人的心理状况。

2. 交流技巧

交流的基本要素是语言，语言及非语言沟通是人与人之间主要的交流技巧。

（1）语言交流技巧。语言沟通指借助于语言而实现的沟通，是信息交流的重要形式。语言可分为口头语言与书面语言。口头语言交谈是与老年人交流思想和感情的主要方式，它可以清楚、迅速、直接传达信息，表达情感。

1）语言艺术的运用。

①避免使用伤害性语言。直接的刺激性的语言如怒斥、指责、威胁及讽刺等会给老年人造成心理伤害；消极的暗示性语言如"这病好不了了"等，可加重老年人的心理焦虑；

护理员在老年人面前窃窃私语，一言半语让老人听见而起疑心等会使老年人心理害怕。

②善于使用美好的语言。护理老年人要尽量应用安慰、鼓励和支持的语言，如对长期挂念儿女的老年人可说："儿女自有儿女福，只要你生活得好，儿女们就放心"；对生活有困难的老年人，要多用鼓励性语言，以增强其生活的勇气；对与人有争执的老年人，可用劝说性语言；对敏感、多疑及抑郁的老年人，可采用积极的暗示性语言，如"你行走得越来越好了，不久就可以不用拐棍了"；对有病老年人可适时使用指令性语言，如告诫患糖尿病老年人"一定要控制饮食"等，以显示语言的权威性，这些都将对老年人起到积极的心理护理作用。

2) 善于引导交谈和进行开放式谈话。

①善于引导老年人交谈。老年人不愿说话总有种种原因，故护理员首先要理解、同情老年人的疾苦，设法与老年人建立相互信任关系。双方有共同语言时，老年人才会主动谈话交流，此时，护理员要用心倾听老年人说话，不随意插话或打断老年人谈话，不要过早下结论，要让老年人把话讲完、讲透，把心里的不快全都倾诉出来。

②进行开放式谈话。要对老年人进行开放式提问。开放式提问，是指不提问用"是"或"否"回答的问题，而是要引出一段解释、说明或补充等，常以"什么""怎样""为什么"等形式提问，如"你需要我帮助哪些事情""昨晚你为何会失眠呢"等。这有利于老年人主动、自由地诉说。提问时应尽量避免暗示，任何带有暗示性的提问往往导致不真实的回答，因此，护理员应站在客观立场，避免主观意向，使老年人根据自己切身感受如实回答。提问应使用通俗易懂的语言，避免使用专业术语。注意不要重复提同样的问题，这样可使老年人误认先前回答错了，从而改变回答，使回答失真。交谈过程中还切忌边提问，边作记录，以免造成老年人的顾虑和紧张。

封闭式提问是根据护理员的设想，预先提出一个固定假设，期望得到的回答是对这种假设的验证。常常用"是不是""对不对""有没有"等简短提问。而老年人只需用"是"与"否"等就可以回答。其作用在于收集信息，澄清问题。这类提问还可以缩小问题的范围，把交谈集中在某一个特定的焦点上。但是，封闭式提问不可多用，一连串的封闭式提问后，常使老年人变得被动、迷惑与沉默。

3) 注重谈话的有效性。与老年人谈话要认真，要让老年人听明白。交谈时要正视对方，表情要自然，姿势要稳重，面部表情要温和。正确掌握自己的语音、速度、用词等，必要时可重复一遍，以便老年人清楚谈话意义。同时要重视老年人反馈的信息，这样沟通才能顺利进行。

4) 善于倾听和正确对待委屈。护理员在与老年人或其家属谈话时，有时是善意征求意见，但却引出一些难以满足的要求，甚至受到指责，这样都会难为或委屈护理员。遇到这种情况，护理员要保持清醒的头脑，尽量采取冷处理的方法，以多倾听为好。当无法克制时，护理员可暂时回避，待老年人平静后，再适时向老年人诚恳地解释。

(2) 非语言交流技巧。非语言交流技巧包括以下几点。

1) 目光接触和副语言沟通要点。

①目光接触。眼睛被誉为"心灵的窗口"，能显示人心灵深处的信息，是人体其他器官所不能匹敌的。它既可以表达和传递感情，也可以显示某些个性特征，还能影响他人的行为。谈话中的目光接触可使双方谈话同步、思路一致。所以，目光接触是非语言交流的主要信息通道。它可以表达喜爱、敌意、怀疑、困惑、忧伤、恐惧等多种情绪，护理员应善于从目光接触的瞬间判断老年人的心态，检验信息是否被老年人所接受。

②副语言。副语言是指语言的非语词方面的内容，即声音的音质、音量、声调、语速、节奏、语气、语调及抑扬顿挫等。副语言伴随着言语，表达说话人的情感与态度，给语词性沟通赋予深刻且生动的含义。如说话时的哽咽表示悲哀，口吃表示紧张，说话变调说明激动，发音沙哑或震颤预示着愤怒即将爆发。护理员留意副语言信息，有助于更准确地理解老年人言语的深层含义。

2) 面部表情和肢体语言的沟通要点。

①面部表情。面部表情是人的情绪在面部的表露，一般是不随意的，但又受自我意识的调节控制。护理员应当善于运用面部表情与老年人进行沟通，更要细心体察老年人的面部表情。有的护理员话语并不多，但总是面带微笑，这对调节老年人心境，往往比说许多话还起作用。护理员既要善于观察老年人的面部表情，也要善于运用和调控自己的面部表情。

②肢体语言。肢体语言就是以耸肩、点头、摇头等肢体体态进行沟通。这也是一种重要的沟通方式。护理员不要背手、叉手、双手放入口袋等，因它往往给人一种高傲自大、难于接近的感受。肢体语言在一定程度上还反映人的文化修养、社会角色、人格特征以及心理状态等。因此，护理员应注重训练自己的步态、坐姿和站姿。这些肢体语言在与老年人沟通中起到极为重要的作用。

3) 人际距离和身体接触的要点。

①人际距离。是指交往双方间的距离，受民族、文化的制约。一般与老年人接触的距离以 1 m 之内为好，以利于情感沟通。

②身体接触。按中国的文化和风俗，除了握手以外，很少有其他身体部位的接触。但在养老机构，为呕吐老人拍背、为动作不便者变换体位、搀扶老年人下床活动等，能起到良好的心理护理作用。

第3节 老年人常见病症状观察与护理

 学习目标

➢了解老年人常见病症状的发生原因。
➢熟悉老年人常见病症状的主要临床表现和病情观察要点。
➢掌握老年人常见病症状的护理要点。

 引导案例

刘晓，男，70岁。有高血压病史20年。因"缺血性脑卒中"住院治疗两周后转入养老院，目前老人病情已稳定，神志清楚，但右侧偏瘫伴失语。近日患者情绪低落、悲观失望、忧伤哭泣、沉默寡言。

问题与思考：①哪些原因可引起该患者的情绪变化？养老护理员可为患者提供哪些帮助？②针对该患者的情况应如何做好基础护理？可采取哪些康复治疗及护理措施？

一、发热

任何原因引起产热或散热减少，或致热原直接作用于体温调节中枢，或体温调节中枢功能紊乱时体温超过正常范围，都称为发热。

1. 发热的常见病因

（1）感染性发热。感染是引起发热的主要因素，占发热原因的55%。主要由细菌、病毒、真菌、支原体、立克次体、螺旋体、寄生虫等引起。老年肺结核引起的发热状况有逐渐上升趋势。

（2）非感染性发热。非感染性发热的原因有内分泌与代谢障碍，如甲状腺功能亢进，重度脱水；结缔组织疾病，如风湿病、红斑性狼疮等；恶性肿瘤，如急性白血病、肺癌、淋巴瘤等；其他原因，如剧烈活动、中暑、暴露在热环境中，药物或输液、输血反应，脑出血等引起的中枢性发热等。

2. 发热的病情观察

主要观察发热的程度、热型及伴随症状，以协助医生的诊断。

（1）发热的程度。低热为37.5～37.9℃，中等热为38.1～38.9℃，高热为39～41℃，

超高热为41℃以上。

(2) 发热的类型。

1) 稽留热。体温持续在39～40℃，24小时内波动范围不超过1℃，持续数日或数周。常见于肺炎、伤寒等。

2) 弛张热。体温在39℃以上，24小时内波动范围超过2℃，最低时仍高于正常体温。常见于化脓性炎症、败血症、风湿热等。

3) 间歇热。发热期与无热期交替出现，如此反复发作。常见于疟疾、急性肾盂肾炎等。

4) 不规则热。发热无一定规律，持续时间也不定。常见于肺结核等。

(3) 伴随症状。除观察发热程度和热型外，还应注意异常状态。

1) 有无寒战和大汗、咳嗽与咳痰、呼吸困难、腹痛、腹泻、尿频、尿急、尿痛、皮疹等现象。

2) 注意脉率的快慢、是否第一心音减弱、是否并发心肌炎，脉率缓慢，常见于颅内压增高、脑干病变或伤寒等。

3) 高热常伴有呼吸增快，若呼吸深慢提示有酸中毒的可能。

4) 定时测定血压。

5) 注意皮肤有无皮疹、出血点、紫癜等。

6) 密切观察有无意识障碍、惊厥、昏迷等。

7) 注意尿、粪、痰液等的变化。

3. **发热的护理要点**

(1) 卧床休息。限制活动量，寒战的病人防止抖动而坠床，必要时加床档。

(2) 注意饮食。鼓励老年人多饮水。给予营养丰富（高热量、高蛋白）和清凉易消化的流食或半流食，如粥、面、牛奶、果汁、蛋糕等。

(3) 每4小时测量体温、脉搏和呼吸，体温突然升高或骤降时，要随时测量并记录。

(4) 指导病人及家属识别并及时报告体温异常的早期表现和体征。

(5) 出汗后要及时更换衣服，注意保暖。

4. **发热时降温方法的选择**

对体温高达39℃以上的老年人可用降温疗法。

(1) 根据具体情况采取合适的物理降温措施，如用冷毛巾或冰袋敷头部、腋下、腹股沟，也可通过温水浴、酒精擦浴、冰水灌肠或转移到空调房间降温。

(2) 采用上述方法无效时，可按医嘱使用退热药，但不要连续使用退热药，以防大量出汗而虚脱，退热时尤其要注意老年患者的血压变化情况。

二、疼痛

疼痛是指身体某一部位感觉不舒适，通常是由于肌体组织受损伤刺激而引起的。每个人对疼痛的感受和耐受力不同，影响因素除年龄、疾病等生理因素外，同时也受个人经验、文化教养、情绪、个性及注意力等心理社会因素的影响。持续性疼痛可导致生活质量下降，社会交往能力减退。

疼痛是老年人最常见的症状之一。按照解剖部位的不同可分为关节痛、头痛、胸痛、腹痛等。老年人的疼痛主要有来自骨关节系统的四肢关节、背部、颈部疼痛，头痛及其他慢性病引起的疼痛。老年人疼痛常为持续性疼痛，骨骼肌疼痛发生率较高，使其产生功能障碍和生活行为受限等状况，且经常伴有抑郁、焦虑、疲劳、失眠、行走困难等。

1. 关节痛

（1）关节痛的常见原因。关节痛是老年人的常见症状，50岁以上的人群比较多见，临床上又可分为急性关节痛和慢性关节痛两类，由以下常见病因引起。

1) 外伤。最常见的原因有关节骨折、关节脱位、韧带撕裂、软组织挫伤等。

2) 感染。如急性化脓性关节炎、结核性关节炎等。

3) 自身免疫与变态反应性疾病。如风湿病、类风湿性关节炎、结节性动脉炎等。

4) 代谢障碍性关节痛。如痛风性关节炎和增殖性关节炎等。

5) 血液病所致的关节痛。如血友病性关节炎、骨髓瘤等。

6) 神经源性关节痛。如骨肉瘤、慢性肥大性骨关节病等。

（2）关节痛的病情观察。老年人对于关节痛要注意以下情况。

1) 关节痛与发病年龄、性别、职业的关系。如增殖性关节炎、痛风性关节炎多见于老年，化脓性关节炎多见于儿童，风湿性关节炎多见于成年女性。

2) 起病情况。用药中出现的可能为过敏性关节炎，天气变化时出现的可能为风湿、类风湿性关节炎。

3) 关节痛的部位。游走性关节痛多见于风湿性关节炎，对称性关节痛多为类风湿性关节炎。

4) 关节痛的性质和程度。关节痛的程度差异较大，疼痛剧烈者一般由急性炎症、急性风湿、痛风急性发作所致，轻度关节痛多见于增殖性关节炎等。

5) 关节痛伴随症状。化脓性关节炎常表现出高热、寒战，类风湿性关节炎常表现为微热，结核性关节炎多表现为消瘦、微热、盗汗乏力，剧痛多为肿瘤引起的疼痛。

（3）关节痛的护理要点。

1) 注意休息。病人需卧床休息，协助病人满足生活需要。

2) 注意保暖、防冻、防潮。

3) 解除疼痛。预测病人是否需要止痛药或其他止痛措施。

4) 对病人主诉疼痛立即给予反应,如表示关心、采取相应的措施。

5) 如果疼痛不缓解或疼痛与以往有明显变化,及时报告医师。

6) 对急性发生或扭转、摔倒后引起的疼痛,尽量做到固定后搬动。

2. 头痛

头痛是指额、顶、颞及枕部的疼痛。它是许多疾病的常见症状,但基本上可分器质性头痛和功能性头痛两类。头痛可能是某些严重疾病的早期或突发症状,尤其对突然发生持续不愈的剧烈头痛应予以重视。

(1) 头痛的常见原因。

1) 血管扩张。颅内外急性感染,铅、乙醇、一氧化碳等中毒及某些扩血管药物均可引起血管的扩张而产生头痛。

2) 血管被牵引或伸展。脑膜炎、脑炎、中毒性脑病引起急性脑水肿,可牵拉血管引起头痛,脑肿瘤可直接牵拉、伸展和压迫血管引起头痛。

3) 头颈部肌肉收缩。头部肌肉因紧张而持久收缩,或颈部疾病引起反射性收缩,可致肌肉的血液循环障碍、缺血、肌肉中的致病物质释放而发生头痛。

4) 神经刺激。如枕神经炎、鼻咽癌侵犯三叉神经引起头痛。

5) 其他。眼、耳、鼻、齿等部位疾病扩散或反射到头部、面部引起头痛。

(2) 头痛的病情观察。

1) 头痛的部位、性质。高血压、血管性脑肿瘤、神经官能症均可引起头痛,通过观察可以协助医生诊断,如一侧性头痛,常见于偏头痛、中耳炎;全头痛见于全身性疾病或颅内感染;持续不减的剧烈头痛,并有意识障碍而无发热者常为颅内血管性病变。

2) 头痛发作的时间。头痛发作的时间长短、有无间歇性、影响头痛的因素,如转头、俯首、咳嗽有无加剧等。

3) 头痛伴随症状。如颅内压增高时头痛伴剧烈呕吐,青光眼和脑肿瘤者头痛常伴视力障碍。

4) 注意观察是否因头痛而产生情绪波动,如焦虑、恐惧,以及有无神态、意识状态的改变。

(3) 头痛的护理要点。

1) 保持环境安静。减少声光的刺激,解除病人的焦虑情绪。查找疼痛的诱因,采取适当的预防和缓解疼痛的措施。

2) 病人疼痛发作时及时报告,帮助查明原因,按医嘱给药。

3)要病人注意休息,避免疲劳和精神紧张,如为脑血管病、颅内疾病应绝对卧床休息,如为脑溢血应采取平卧,头部宜抬高或偏向一侧。

4)水分供给。颅内压高引起的头痛,应严格限制水分供给;颅内压低引起的头痛,可多饮水以增加颅压,减轻症状。

5)必要时,协助观察病人的体温、脉搏、呼吸、血压的变动情况。

3. 胸痛

(1)胸痛的常见原因。胸痛为临床上常见症状,是胸部神经受到刺激的一种反应,引起胸痛的病因有五类。

1)胸壁病变。如急性皮肤蜂窝组织炎、带状疱疹、非化脓性肋软骨炎、胸肌劳损等。

2)胸膜及肺病变。如胸膜炎、胸膜肿瘤、气胸、肺炎、肺结核、肺癌等。

3)血管病变。如心绞痛(稳定型、不稳定型)、心肌梗死、急性心包炎、心肌炎等。

4)膈病变,如膈下脓肿。

5)纵隔及食道病变,如纵隔炎、纵隔肿瘤、纵隔气肿、食道炎、食道痉挛、食道肿瘤等。

(2)胸痛的病情观察。

1)疼痛的部位。一般胸壁疾病引起的疼痛部位固定且有局部疼痛,如有红、肿、热痛,常为胸壁皮肤炎症;肺及胸膜病变引起的胸痛一般为单侧胸痛而胸壁无压痛;如胸骨后或心前区疼痛可能为心绞痛、急性心肌梗死;胸骨后痛并伴吞咽困难可能为食道炎或膈疾病。

2)胸痛的性质和程度。如心绞痛呈缩榨样痛,并可向左肩、左臂内侧放射;肺癌为持续闷痛,肋间神经呈刺痛。

3)胸痛发作的时间、影响因素。心绞痛呈阵发性痛,心肌梗死呈持续性剧痛。

4)胸痛伴随症状。伴咳嗽多见于气管、支气管病变,胸痛伴咯血多见于肺癌、肺结核,伴吞咽困难多见于食道癌。

(3)胸痛的护理要点。

1)稳定情绪,调整体位。

2)观察疼痛的部位、性质、程度、发作特点(加重或缓解)、持续时间(间断或连续),协助医生明确诊断。

3)对心绞痛引起的疼痛,给硝酸甘油舌下含服,10 min后仍不缓解的应立即检查心电图。防止心肌梗死的发生,平时尽可能减少刺激因素,对已经发生的心肌梗死,要绝对卧床,大小便不能用力。

4)要认真观察、评估引起疼痛的原因,对非血管性引起的疼痛,适当予以消炎、镇咳、止痛、休息等治疗，其目的为缓解疼痛。

4. 腹痛

（1）腹痛的常见原因。腹痛为常见的临床症状，是支配腹部的神经受到病变刺激的一种反应，腹痛分急性腹痛和慢性腹痛两种。老年人急性腹痛的常见原因，包括急性胃肠炎、急性胆囊炎、肠梗阻、胆道结石、胃肠穿孔等。而慢性腹痛主要原因有慢性胃炎、慢性胆囊炎、溃疡病、肿瘤等。不少急腹症属于外科疾患，但是内科和妇科疾病亦不少见，有时心肺、血液等非腹部疾病亦可出现腹痛。急性腹痛，常提示病情重危，需要紧急处理，否则可能危及生命。

（2）腹痛的病情观察。

1）注意腹痛的部位。一般腹痛部位多为病变所在。胃部疾病、急性胰腺炎疼痛多在中上腹，胆囊炎、胆石症等多在右上腹，急性阑尾炎先在中上腹后转移到右下腹，小肠疾病一般在脐部或脐周。

2）腹痛的性质及程度，注意是持续性还是阵发性。突发中上腹剧烈刀割样痛多为胃穿孔；胆石症或泌尿系结石常表现为陈发性剧烈疼痛；有因心前区疼痛时放射到腹部痛，要考虑心绞痛；有腹部外伤史者应密切观察有无内出血现象，注意脉搏、血压变化及腹部刺激症状；急性胰腺炎为左上腹持续性剧痛，应注意体温、血压的变化，防止休克出现。

3）诱发因素。胆囊炎、胆石症发作前常有进食油腻食物史，急性胰腺炎发作前常有酗酒史。

（3）腹痛的护理要点。

1）了解腹痛的既往史，密切观察病情变化，协助医生进行观察，明确诊断。未明确诊断前禁用或慎用镇痛药，以免掩盖症状，延误病情。

2）观察、监测其他有关的体征、症状，如血压、心率、体温、皮肤颜色和温度、烦躁和集中注意力的能力。

3）消除不安情绪，安排舒适体位。对病人主诉疼痛不见缓解或比以前有明显变化时，应立即报告医生。

4）诊断明确后对症处理，如热敷、用止痛药等。对已建立起静脉通道的老年人，要认真观察通畅情况及滴速情况。

5）平时注重对老年人的饮食安全的宣传，不暴饮、暴食，应讲究卫生。有慢性腹痛的病人，应定期到有关医院检查和治疗，以免发生急腹痛。

三、咳嗽

咳嗽是呼吸道黏膜受刺激引起的一种防御动作，借以清除呼吸道内的分泌物和异物。

咳痰是借助支气管黏膜的纤动、支气管平滑肌的收缩及咳嗽反射,将呼吸道分泌物从口腔排出体外的动作。

剧烈的咳嗽、咳痰或经久难愈的呛咳常常是疾病的症状,一方面影响休息和睡眠,消耗体力;另一方面产生肺动脉高压,加重心脏负担。临床表现为干咳与湿咳。咳嗽无痰或痰量甚少,称为干咳;咳嗽伴有咳痰,称为湿咳。

1. 咳嗽的常见原因

(1) 呼吸道炎症,如急慢性咽炎、急慢性支气管炎、支气管扩张、百日咳等。

(2) 肺部炎症,如肺结核、各型肺炎、肺脓肿等。

(3) 呼吸道过敏性炎症,如支气管哮喘等。

(4) 肿瘤,如肺癌等。

(5) 理化因子刺激。如呼吸道吸入异物、烟尘的刺激,过冷、过热的空气刺激,刺激性气体或药物刺激。

(6) 附近脏器压迫。如纵隔肿瘤、主动脉瘤、淋巴瘤、心包或胸腔大量积液、气胸等。

(7) 精神因素。如强迫症、强制性呛咳等。

(8) 其他。如膈下脓肿、心力衰竭等。

2. 咳嗽的病情观察

(1) 观察咳嗽的性质、出现的时间、发作的节律及音色的改变。如呛咳伴痰血多见于肺癌,夜间咳嗽多见于肺结核、左心衰竭,久咳伴低热可能为肺结核。

(2) 注意痰的颜色、性质、气味和量。如有血性痰多为肺结核、肺癌,咳嗽伴咯血可能为支气管扩张,白色泡沫痰多为慢性支气管炎。

(3) 剧咳的病人还需观察有无伴随症状和并发症出现,如突感胸背部强烈疼痛,继后出现气急,进而有窒息感,严重可发生休克,此时应想到并发气胸的可能,需立即通知医生。

3. 咳嗽的护理要点

(1) 保持房间内空气新鲜,定时通风,每天两次,每次 15~30 min,并注意保暖,勿受凉,禁吸烟。

(2) 保持室内温度 20~22℃,湿度 50%~70%。

(3) 补充水分。每日饮水量应保持在 1 500 mL 以上,营养要丰富。

(4) 每 2 小时改变病人的体位,有利于痰液的移动和清除。

(5) 有缺氧者可以持续低流量吸氧。频咳而无痰的病人,可适当应用镇咳和镇静药物治疗,以保证不影响其他病人的休息。

(6) 对咳嗽后出现发热、气急、咯血的患者，应及时通知医生。

(7) 向老人宣传预防原发病复发的具体措施，嘱咐病人避免受凉与感染，一旦复发及时就诊。

4. 帮助老人排痰的方法

(1) 指导有效咳嗽。对神志清醒并能咳嗽的病人，应教会其有效咳嗽的方法。

1) 病人取舒适体位，如身体前倾坐立位。

2) 进行 5~6 次深且缓慢的腹式呼吸。

3) 而后深吸气，连续咳嗽数次，使痰液松动移到咽部，用力咳嗽，将痰排出。同时将自己的手按压在上腹部，以帮助咳嗽。

(2) 拍背。对年老体弱、长期卧床、排痰无力的病人，可定时进行胸部叩击，但对咯血及低血压、肺水肿等病人禁用。

1) 操作前用单层薄布保护胸廓部位。

2) 叩击时避开乳房、心脏和骨骼突出部位。

3) 病人侧卧，叩击者两手的手指并拢弯曲，拇指紧靠食指，手呈覆碗状，以手腕力量，从肺底自下而上、由外向内，迅速且有节律地叩击胸壁，每次叩击 10 min 左右。

4) 要边拍边鼓励病人咳嗽、咳痰；餐后 2 h 至餐前 30 min 进行。

(3) 雾化吸入。对于痰液黏稠和排痰困难病人，可行湿化和雾化疗法。

(4) 体位引流。对肺脓肿、支气管扩张等有大量痰液而排出不畅者，可采取体位引流。

四、呼吸困难

呼吸困难是病人主观上感到空气不足，客观上表现为呼吸费力，并有呼吸频率、深度或节律的异常。严重时出现鼻翼扇动、发绀、张口呼吸，辅助呼吸肌参与呼吸活动。

1. 呼吸困难常见原因

(1) 呼吸系统疾病。

1) 喉部。白喉病、喉炎、异物等。

2) 气管、支气管。支气管哮喘、毛细支气管炎、异物、肿瘤、气管或支气管受压（甲状腺肿大、主动脉瘤、纵隔肿瘤等）。

3) 肺部。肺炎、肺脓肿、肺不张、肺梗塞等。

4) 胸膜炎、胸腔积液、自发性气胸、血胸、纵隔气肿等。

(2) 心脏疾病。由各种心脏病所致的充血性心力衰竭、心包积液等。

(3) 血源性疾病。重度贫血、一氧化碳中毒、酸中毒等。

（4）神经系统疾病。如骨髓灰质炎、格林巴利综合征所致肋间肌或膈肌麻痹、脑溢血、癔病等。

2. 呼吸困难的病情观察

（1）注意呼吸。如呼吸性质、频率、形态、深度、鼻翼扇动、呼吸困难、三凹症、端坐呼吸等情况。若看到呼吸减慢、换气不足、明显紫绀、嗜睡及肺脑综合征，常提示酸中毒。

（2）精神有无改变。如兴奋、烦躁不安、肌肉抽搐、语言和定向障碍、嗜睡、昏迷等。

（3）有无心悸、心动过速、心律失常、血压下降、心力衰竭等表现。

3. 呼吸困难护理要点

（1）预防呼吸道感染，重视原发病的防治。

（2）保持呼吸道清洁、卫生、湿润，禁吸烟，注意营养及适量的体育锻炼。

（3）保持室内空气新鲜，定时通风，每天 2 次，每次 30 min，注意保暖。

（4）给予舒适的体位，如抬高床头，半坐位，以减轻呼吸困难。

（5）给予鼻导管氧气吸入，流量 2~4 L/min，随时观察鼻导管是否通畅。

（6）教给病人深呼吸和咳嗽的技巧。

（7）心理护理。安慰、劝告病人解除紧张情绪，保持安静，以利治疗。

（8）禁用或慎用吗啡、可待因等药物。

五、恶心与呕吐

恶心与呕吐在临床上极为常见。恶心为呕吐的前期表现，呕吐则是胃或部分小肠的内容物，通过食管逆流经口腔排出体外的现象。但也可以是有呕吐而无恶心或恶心而无呕吐。呕吐是机体一种保护性反射，它可将胃内有害物质排出体外，但剧烈而持久的呕吐可导致水电解质失衡，代谢性碱中毒及营养障碍。

1. 恶心呕吐的常见原因

（1）反射性呕吐。

1）消化系统疾病。如急性胃肠炎、急性肝炎、急性胆囊炎、急性胰腺炎、幽门梗阻、肠梗阻等。

2）其他系统疾病。心力衰竭、休克、各种急性传染病等。

（2）中枢性呕吐。常见于颅内压升高。

1）中枢神经感染，如脑炎、脑脓肿等。

2）脑血管病变，如脑溢血、脑梗塞等。

3）颅脑外伤，如脑震荡、颅内血肿等。
4）脑肿瘤。
5）药物所致。如洋地黄、抗生素等。
6）其他。尿毒症、糖尿病酮症酸中毒等。
(3) 前庭障碍性呕吐。迷路炎、晕动病等。
(4) 神经官能症呕吐。胃神经官能症、癔症等。

2. 恶心呕吐的病情观察

(1) 观察呕吐物的性质、颜色、气味、量及次数，配合医生的诊断与治疗。呕吐物常为消化液和食物，如有大量胆汁混合呈绿色，混有时间较久的血液呈咖啡色，时间较短呈鲜红色；一般的呕吐物有酸臭味；胃内滞留过久的食物有腐臭味，肠梗阻时有粪臭味；如呕吐伴有眩晕、眼球震颤、恶心、面色苍白、心悸、血压下降等及时通知医生。

(2) 观察呕吐与进食时间的关系。如餐后出现呕吐并集体发病，先考虑食物中毒；进食后大量呕吐宿食（为隔餐或隔日食物）常为幽门梗阻；神经性呕吐多在餐后即刻发生。

3. 恶心呕吐的护理要点

(1) 采取正确的姿势。呕吐时让病人坐起，不能坐起者协助病人侧卧或仰卧位，头偏向一侧，以免引起吸入性肺炎。

(2) 大量、频繁呕吐可致水、电解质和酸碱平衡紊乱，故应及时补充营养、水分和电解质。鼓励少量多次地进食清凉饮料（如茶水、果汁、可乐等）。尽可能找出引起病人恶心、呕吐的因素。

(3) 充分补充营养。指导病人每天少量进食自己喜欢的不易消化的食物。在病人食欲好的时候，给予高蛋白、高热量、高维生素饮食。

(4) 对剧吐者需住院观察、暂禁食、卧床休息、取侧卧，帮助病人漱口、清理呕吐物及被污染的衣物，注意通风、减少不良刺激，按时翻身，做好口腔和皮肤护理。

六、腹泻

腹泻是指排便次数增加，粪质稀薄，水分增加，或含有未消化食物，脓血黏液等异常成分。多见于肠道疾病，亦可由精神因素和其他器官疾病等所致。腹泻可分为急性和慢性两种，急性腹泻起病急，病程在两个月以内，慢性腹泻起病缓慢，呈反复发作，病程超过两个月。

1. 腹泻的常见原因

(1) 急性腹泻。常见有食物中毒、急性传染病、肠变态反应性疾病、药物刺激及饮食不当。

（2）慢性腹泻。原因甚多，大多为器质性疾病，如肠原性、胃原性、胰原性、肝胆疾病等所致，也有精神性腹泻和情绪性腹泻、肠道激惹综合征。

2. 腹泻的病情观察

（1）注意腹泻时有无腹痛、痉挛、里急后重和肠鸣音亢进。

（2）注意大便次数、颜色、形状、量和气味。如食物中毒粪便稀薄，伴有未消化的食物残渣；细菌或阿米巴痢疾的粪便带脓血和黏液；急性坏死性肠炎粪便呈血水样；胰腺疾病的粪便量多带泡沫，气多且臭并伴油光色彩；霍乱粪便为米泔水样等。

（3）观察腹泻伴随症状有无脱水症，如口渴、皮肤弹性减弱、体重减轻、营养不良、乏力、倦怠、恶心、腹胀的表现。

3. 腹泻的护理要点

（1）注意消毒隔离，防止交叉感染。

（2）合理安排作息时间，避免腹泻的诱发因素。

（3）提供饮食指导，宜摄取营养丰富、低脂肪、易消化的食物，适当补充水分和食盐，如提供易消化、纤维素含量少的流食、半流食或软饭。避免多渣、辛辣、油腻食物。禁忌产气和刺激性食物，告诉病人腹泻期间要防止脱水。

（4）对诊断不明者慎重用药。如是药物引起的腹泻，要报告医生。

（5）记录大便次数、量、性状，正确留取粪便标本并及时送检。

（6）加强心理护理，解除紧张情绪；便后温水坐浴，浴后肛周涂消炎软膏，注意肛周皮肤清洁。

七、便秘

便秘是指排便困难、排便次数减少（每周少于3次）且粪便干硬，便后无舒畅感。便秘是老年人的常见症状，约占老年人群的1/3。老年人随着年龄增长，对一些内脏的感觉有减退的趋势，难以察觉每天结肠发出的蠕动信号，错过了排便时机，同时，各部分肌肉收缩力减弱，更增加了排便难度。便秘可导致腹部不适，食欲降低及恶心。全身症状有头晕、乏力、焦虑、坐卧不安等。老年人便秘的主要并发症是粪便嵌塞，这会导致肠梗阻、溢出性大便失禁。此外，用力解便可使血压升高引发脑血管破裂出血；冠心病者可因便秘导致心绞痛发作、心肌缺血，严重者可诱发心肌梗死，甚至猝死。因此，解决老年人便秘问题是十分重要的。

1. 便秘的常见原因

（1）排便反射减弱或消失。饮食中纤维素含量太少，对肠道刺激减少，排便反射减弱，饮水过少，粪便干硬，环境改变排便习惯改变，意识受抑。

(2) 胃肠道梗阻或蠕动功能异常。如低钾性肠麻痹，内容物滞留而发生便秘；滥用解痉药使肠道平滑肌无力收缩，产生便秘。

(3) 医源性便秘。

1) 药物。如常用缓泻剂，使便意的阀值上升，自行排便功能丧失。

2) 长期卧床，因体位因素及肠蠕动减少易引起排便困难。

3) 精神性便秘，精神抑郁或过度紧张，使正常排便反射抑制，产生便秘。

2. 便秘的病情观察

(1) 观察排便形态。包括次数、颜色、量和形状。急性便秘多为器质性；慢性便秘多为功能性。

(2) 了解病人是否经常食用缓泻剂，液体摄入不足、饮食中缺乏粗纤维、疼痛等情况。

(3) 便秘伴随症状。伴鲜血多考虑痔疮、直肠或结肠癌；伴腹痛多考虑肠结核，结肠肿瘤，伴呕吐多考虑肠梗阻，伴气急多考虑有心肺功能不全。

3. 便秘的护理要点

(1) 调整饮食结构。饮食治疗是治疗便秘的基础，包括适量的纤维素、新鲜水果、蔬菜和食物量，饮食要规律。保证每天的饮水量在 2 000~2 500 mL，充足的液体摄入量。

(2) 调整行为。改变静止的生活方式，每天有 0.5~1 h 的活动和锻炼时间，在促进肠蠕动的同时，也改善了情绪。在固定时间（早晨或饭后）排便。卧床或坐轮椅的老人可通过转动身体，挥动手臂等方式进行锻炼。

(3) 养成定时排便的习惯，并有充足的排便时间，排便时尽量提供隐蔽条件。照顾老年人排泄时，只协助其无力完成部分，不要一直在旁陪伴，以免老年人紧张而影响排便，更不要催促，令其精神紧张，而导致便秘或失禁。

(4) 腹部按摩。在清晨和晚间解尿后取卧位用双手食指、中指和无名指相叠，沿结肠走向，自右下腹向右上腹，横行至左上腹，再向下至左下腹，沿耻骨上回到右下腹作腹部按摩，促进肠蠕动。轻重速度以自觉舒适为宜，开始每次 10 圈，以后可逐步增加，在按摩同时可做肛门收缩动作。

(5) 除肠梗阻外，无论什么原因所引起的便秘，可适当使用通便剂，常用开塞露、肥皂条、甘油栓等通过软化粪便、润滑肠壁、刺激肠蠕动排便。

(6) 如老年人粪块硬结，滞留在直肠近肛门口，但又无力排出时，可用一次性塑料薄膜手套（或塑料袋）套在指上，涂少许润滑油，轻轻插入肛门，挖出积聚在肛门口的粪便，但在操作时动作必须轻柔，避免损伤肠黏膜或引起肛门旁水肿，如老人出现面色苍白、出冷汗等症状，应立即停止操作。

(7) 寻找原因。了解便秘的原因后，采取相应的措施，如出现排便时伴有绞痛、黏液脓血应到医院做进一步检查。

(8) 老年人排便时应避免过度用力，以免因血压升高、心肌缺血而发生意外。

八、排尿异常

排尿异常是泌尿系统常见症状之一，主要表现为尿频、尿急、尿痛、排尿困难，尿潴留及尿失禁等。老年人的膀胱、输尿管及尿道的肌张力均减低。膀胱容量减少、无法将尿液排空，易产生以上症状。

1. 排尿异常的常见原因

(1) 尿失禁。指尿液不能控制，从膀胱经尿道自行流出，是老年人最常见的症状，女性发病率高于男性，尿失禁对大多数老人的生命无直接影响，但可造成身体异味、皮肤糜烂、反复尿感，是导致老年人孤僻抑郁的原因之一。在老年人中常见的尿失禁可分为：

1) 真性尿失禁。多为膀胱括约肌功能丧失，病人的尿液不自主地流出，膀胱中无尿存留，多见于膀胱的神经机能障碍或受损伤。

2) 压力性尿失禁。当增加腹压时，尿液就不自主地流出，多见于老年妇女。当咳嗽、打喷嚏、大笑、行走时出现。

3) 充盈性尿失禁（假性尿失禁）。多种原因引起的排尿障碍致使膀胱代偿功能丧失，大量尿液潴留，膀胱过度膨胀，尿液不断从尿道溢出。充盈性尿失禁多见于前列腺增生症，尿道狭窄等原因，是老年男性的常见病。

(2) 排尿困难、尿潴留。排尿困难指膀胱内尿液排出不畅。尿潴留是在排尿困难的基础上，病情的进一步加重。排尿困难、尿潴留多因膀胱以下梗阻，如前列腺肥大、膀胱结石等，或因支配膀胱的神经功能失调，膀胱逼尿肌松弛或尿道括约肌痉挛等引起。

2. 排尿异常的病情观察

(1) 排尿量增多。正常尿量为 200～400 mL/次，如全天总尿量增多，多由糖尿病、尿崩症及肾功能不全所致。多饮多食的生理现象不属此范畴。

(2) 排尿次数增多。全天尿量不多，多为膀胱炎、后尿道炎、膀胱结核、前列腺增生等。

(3) 尿急、尿痛多为膀胱炎、尿道炎、前列腺炎所致。

(4) 排尿困难。排尿时费力，尿时延长，尿线变细，射力减弱，射程变短，尿线中断呈点滴状，多为包茎、尿道或尿道口狭窄，前列腺增生、膀胱或尿道结石、肿瘤、异物所致。

3. 排尿异常的护理要点

(1) 适当休息，鼓励病人白天多饮水，可增加尿液冲淡尿中的细菌，稀释炎性渗出物，肾功能良好者，每天多饮水 2 000～3 000 mL，避免食刺激性食物，增加营养，增强体质。

(2) 男性可用阴茎尿道夹，但不能过紧，过紧会引起阴茎水肿及坏死，也可用阴茎套连接尿袋，但注意局部护理，每天清洗阴茎两次，暴露几小时，女性可用会阴垫，每天清洁会阴部两次，每天换内裤。

(3) 行为治疗。包括盆底肌训练（适用于轻度压力性尿失禁，且认知功能良好的老人）、膀胱行为训练（适用于急性尿失禁，且认知功能良好的老人）和提示排尿法（认知障碍的老人）。

(4) 心理护理。老年人多因长期尿失禁而自卑，对治疗信心不足。故应给予老人充分理解，尊重老人，注意保护其隐私。此外，排尿困难者多因排尿痛苦而产生畏惧心理和精神紧张，要安慰病人解除顾虑，以取得配合。

(5) 急性期尿失禁，在无菌操作下，应留置导尿，每天冲洗膀胱两次。注意保护局部皮肤，及时更换尿垫，保持床铺干燥整洁，定时翻身。

九、皮肤瘙痒

皮肤仅有瘙痒感觉以及除抓搔痒所致的抓痕、血痂、色素沉着、苔藓样变等继发性改变时，并无任何原发皮损，故称为瘙痒症。

1. 皮肤瘙痒的常见原因

(1) 全身性瘙痒症。由系统疾病的背景（尿毒症、糖尿病、胆汁淤积）、药物过敏，慢性药物中毒、精神因素和食物等内在因素引起；或因皮肤干燥、萎缩的老年人瘙痒与化纤衣物等外在因素招致瘙痒。

(2) 局限性瘙痒症。有女阴瘙痒症、肛周瘙痒症和阴囊瘙痒症三种。

2. 皮肤瘙痒的病情观察

(1) 症状。是阵发性瘙痒还是长时间瘙痒。

(2) 瘙痒与季节、温度、精神及饮食、药物、接触物是否有关。

(3) 瘙痒时，外表皮肤是否有特征性变化，比如红肿、疱疹、破损、糜烂、渗出。

3. 皮肤瘙痒的护理要点

(1) 在专业医生指导下，应力求查明瘙痒的原因，尽可能排除脓疱症、带状疱疹、体癣、疥疮之类的皮肤传染病。

(2) 平时注意个人卫生，夏季每天沐浴一次，冬季每周沐浴一次，保持老人的皮肤清洁，增加皮肤抵抗力。及时治疗各种瘙痒性皮肤病，防治痱子，避免抓破皮肤而发生感染。

（3）忌饮酒和刺激性食物以及过敏性药物，避免热水、肥皂烫洗。

（4）翻身时避免拖、拉、拽等动作，防止皮肤擦伤。

（5）避免局部刺激，保持床铺平整、清洁、干燥、无皱褶、无渣屑。

（6）鼓励老人摄入含有维生素、微量元素的营养物质和水分。

第4节　老年人常见疾病与护理

 学习目标

➢了解老年人常见疾病的发生原因。
➢熟悉老年人常见疾病的主要临床表现和病情观察要点。
➢掌握老年人常见疾病的护理要点。
➢能够对老年人常见疾病患者实施健康教育。

 引导案例

老人王强，男性，81岁。有冠心病史10年。平时按医嘱服药能稳定病情，也能适当参加肢体活动的运动。近日气候转凉，自我感觉有胸闷、乏力。

问题与思考：①对该老人应采取哪些护理措施？②简述对老人进行健康教育的内容。

一、高血压

高血压是以体循环动脉压增高为主要表现，并可引起心、脑、肾和视网膜等重要脏器的病变。人体血压的正常值为 90～139/60～89 mmHg，当血压≥140/90 mmHg 为高血压，如单项收缩压≥140 mmHg 或舒张压≥90 mmHg 均为高血压。高血压是最常见的心血管病，也是心血管疾病的主要死亡原因之一。本病的原因尚未明了，但已知精神因素、肥胖、高盐饮食、遗传因素等，在其发病中起一定的作用。治疗原则是长期甚至终身服用降压药物。

1. 高血压症状及老人血压的特点

（1）高血压症状。高血压患者一般表现为头痛、眩晕、耳鸣、心悸、失眠等，持续高血压可累及脑、心、肾和视网膜等，并可导致心力衰竭、脑血管意外、肾功能减退及视网膜病变。

（2）老人血压特点。血压不稳定，血压波动大（易低血压），症状少而并发症多，易发生脑血管意外和心力衰竭。

2. 高血压的病情观察

定时监测血压，观察头晕、眼花、眩晕等一般症状。如病人血压在短时间内（数小时至数天）急剧升高，伴有心、脑、肾等重要脏器严重损害或功能障碍的表现，如剧烈头痛、尿液异常、烦躁、呕吐、大汗、心悸、视力模糊、抽搐、意识改变等，应考虑发生高血压急症，立即告知医生，并配合处理。在用降压药治疗过程中必须加强药物效果和不良反应的观察，防止直立性低血压的发生。

3. 高血压的护理要点

（1）合理饮食是治疗高血压不可缺少的措施，合理膳食，注意体重，控制食盐摄入量，选择含钾高的食物，膳食应低脂、低胆固醇、低热量。应养成清淡饮食、多食粗纤维食物、避免过饱、限量饮酒的生活习惯，保持两便通畅，预防便秘。

（2）适当运动。注意休息，劳逸结合，作息规律，不吸烟等有利于健康，并保证充足的睡眠。对症状较轻的病人，告知其可参加适当的活动，如散步、打太极拳等，但避免登高和重体力活动。应安置血压较高者卧床休息，提供必要的生活照顾。避免突然体位变动，嘱咐病人变换体位时应缓慢，上厕所应有人陪同，头晕明显时应在床上使用便器。

（3）心理调适。避免各种诱发因素，如精神紧张、情绪激动、精神创伤、噪声刺激、便秘、寒冷、剧烈运动等。帮助老人自我控制情绪。针对病人个性特点，通过有效的沟通方式，耐心向病人解释病情；说明长期的抑郁或情绪激动、急剧而强烈的精神创伤，可使血压增高，要避免这些危险因素。

（4）用药护理。绝大多数高血压病人都需终生服药，因此，必须督促病人遵循医嘱服药，定期测量血压，记录血压变化及服药情况。要告知老人按照医嘱服药很重要，在用降压药时要注意药物的副作用，避免降压过快、过低，而致体位性低血压的发生。

（5）安全防护。病室、走廊应有一定的照明度，清除病人活动范围内的障碍物，地面保持干燥，并给出防滑提示。头晕发作时应卧床，保持安静。呼叫器应放置在病人的床边，以便于呼叫。

二、冠心病

冠心病全称为冠状动脉粥样硬化性心脏病。它是由于冠状动脉粥样硬化后造成动脉管腔狭窄甚至闭塞，导致心肌缺血、缺氧而引起的心脏病。冠心病的危险因素有高血脂、高血压、高血糖、高年龄、高度肥胖、吸烟等。其患病率随年龄的增加而增高，老年冠心病的发生常与高血压、糖尿病有关。其临床上分为心绞痛、心肌梗死、心脏骤停和隐性冠心病四种类型。其中以心绞痛最常见，心肌梗死则是导致死亡的主要原因。

1. 老年冠心病的表现特点

（1）心绞痛。年龄多在40岁以上；疼痛在胸骨后并放射左肩及左上臂内侧，胸痛呈压缩感或沉重感，其痛可持续 3～5 min，服硝酸甘油 1～5 min 可缓解，激动、暴食、酒、寒冷可诱发。老年人心绞痛表现不典型，可表现为牙痛或上腹痛。

（2）急性心肌梗死属冠心病的严重类型。心肌梗死的先兆为心绞痛频发或加重，常伴有乏力、胸闷、心悸，发作时恶心呕吐、大汗、心律失常。心绞痛时间长而服硝酸甘油无效，即可判断为心肌梗死。但高龄老人也可无胸痛，或为牙、肩、腹等部位的疼痛，或发生心律失常、休克、心力衰竭等。

2. 冠心病的病情观察

监测生命体征的变化，密切观察心率、心律、血压等。注意观察疼痛的部位、范围、性质、时间等，如果出现较前加重的心绞痛，发作频繁、持续时间延长，用硝酸甘油不能缓解，或者出现心率减慢、血压波动、呼吸急促，同时伴有恶心、呕吐、出冷汗、烦躁不安等，应警惕急性心肌梗死。

3. 冠心病的护理要点

（1）休息与活动。心绞痛发作期安置病人卧床休息，保持环境的安静与舒适，提供全面的生活照料。缓解期一般不需卧床休息，可适当调整活动量，以不发生胸痛为度。冠心病人生活起居的注意事项：学习冠心病的知识、合理膳食，适量运动，劳逸结合，定期复查。

（2）合理饮食。应给予清淡、低脂、易消化的食物，少食多餐，避免过饱而加重心脏负担。肥胖者控制热量，多食粗纤维食物；帮助老人戒烟酒，勿过量饮用咖啡、浓茶、可乐等；保持大便通畅，防止便秘。尤其是长期卧床的患病老人，由于运动减少，肠蠕动减慢，以及排便方式的改变，更易引起便秘。应避免因大便用力引起猝死。

（3）心理护理。向病人解释焦虑可加重心脏负荷和心肌缺血，对缓解疼痛和病情不利。应针对病人特点、发作诱因、情绪状态等给予解释和开导。教给病人采用放松技术，调节情绪，以减少心肌耗氧量，缓解病情。

（4）缓解疼痛。心绞痛发作时立即安静坐下，取出一片硝酸甘油舌下含化，就地休息，停止所有活动，一般几分钟后疼痛缓解。含药时宜平卧，以防低血压。患者应随身携带心绞痛药，如保存在深色密封玻璃瓶内的硝酸甘油类药物，并注意过期（6个月）更换，以备急用。若心绞痛发作频繁、程度加重、持续时间延长、硝酸甘油疗效差，应警惕急性心肌梗死，立刻呼叫急救电话护送就诊。同时通知老人家属。

（5）控制危险因素。了解冠心病危险及预防，调整生活方式，积极治疗高血脂症、高血压病、糖尿病等有关疾病；避免过度劳累、搬抬重物、负重登楼、激烈运动等诱因；缓解期长期使用抗心绞痛药物。

（6）康复治疗及护理

1）运动训练既可提高人体的运动能力，也可使冠心病的危险因素得到控制，如降低血压和血脂，改善糖耐量，纠正前列腺素/血栓素的失衡。运动虽可产生良好的训练效应，改变患病老人的功能和生活质量，但也可能因为运动不当而产生危险。与运动危险有关的主要因素是年龄、心脏病病情和运动强度。因此，安排患病老人康复活动时，应严格掌握运动强度，避免运动危险的发生。对参加康复活动运动量较大的老人，更应加以重视，如发现异常应及时报告医师，及时处理。

2）适宜参加康复活动的患病老人，必须是临床病情稳定者。康复运动应以可基本控制的运动为宜，如步行、骑车和活动平板步行等。事先要经过准备活动、训练活动和结束活动三个过程。集体活动是进行康复运动的较好方式，既可做到相互关心和帮助，又可相互促进和鼓励。

3）合适的运动量的主要标志是运动时稍出汗，轻度呼吸加快，但不影响对话，早晨起床时感觉舒适，无持续的疲劳感和其他不适感。运动强度的测定可使用年龄预计方式：靶心率（次/min）＝170（180）－年龄（岁）。其中常数170适用于病后恢复时间较短者，或病情有反复、体质较弱者；180适用于已有一定锻炼基础、体质较好者。

三、脑血管意外

脑血管意外又称脑卒中、脑中风，是老年人常见的神经精神系统疾病。它是由各种原因引起脑血管阻塞或破裂出血，导致脑供血障碍和脑组织损害的一组疾病。临床上分为缺血性和出血性两类。缺血性又分为短暂脑缺血发作、脑血栓形成和脑栓塞三种。出血性有脑出血和蛛网膜下腔出血两种。偏瘫是脑血管意外最多见的后遗症。偏瘫是指患病老人的一侧肢体肌力减退、活动不利或完全不能活动。偏瘫老人还常伴有同侧肢体的感觉障碍，有时还有同侧的视野缺损。

1. 脑血管意外的主要表现

（1）脑出血。脑出血又称脑溢血，是指脑实质内出血。在急性脑血管疾病中，脑出血是死亡率和致残率最高的一种常见病。最主要的原因是高血压合并脑动脉硬化，在激动、过度兴奋和用力排便时发生脑血管破裂而出血。主要表现为一侧肢体瘫痪（即偏瘫），也可出现失语或吐字不清，以及不同程度的意识障碍等。

发病特点：①年龄在45～60岁，男性多于女性，凡是能引起血压聚升的因素都可引起。②突然发病，进展快，病情危重。③初期为进行性头痛，反复呕吐，进而出现意识障碍，大小便失禁，死亡。④80％有高血压史。

（2）形成所致。常在安静状态下发病，起病较缓，可出现偏瘫和语言障碍。局限性脑梗多见60岁以上老人，症状不一，多发生在睡眠时。

2. 脑血管意外的病情观察

（1）及时发现中风先兆。突然头晕、站立不稳、肢体麻木、无力、活动不灵、嘴歪、流涎、语言不清、视物模糊、短暂意识丧失等。

（2）正确稳妥处理。切忌惊慌失措，保持意识清醒，使病人安静，避免搬动，就地平卧，保持呼吸道通畅，解开衣领，取出假牙，除尽口腔分泌物，及时叫救护车就近送医院。

（3）注意观察患者生命体征、意识、肢体瘫痪情况，以及有无抽搐及并发症。

3. 脑血管意外的护理要点

在养老护理中，多为护理脑血管意外后遗症的老人。对其进行护理与康复，就是在药物治疗的基础上，通过各种护理措施和康复手段，帮助患病老人克服因偏瘫所形成的心理障碍、生活困难和肢体功能障碍，使老人最大限度地恢复其功能。

（1）休息与活动。急性期脑出血的病人应避免搬动，注意保暖。病情稳定后，为防止呼吸道感染、尿路感染、肺栓塞等并发症发生，应指导老年人尽量早期下床，进行康复功能训练。注意生活规律，预防激动。

（2）调节饮食。给予低脂、低盐、低糖、高蛋白且易消化的饮食。避免刺激性食物，戒烟限酒，多吃蔬菜水果，保持大便通畅。对吞咽困难者可进半流食，且速度应缓慢。

（3）心理护理。偏瘫后，患病老人的主要心理问题是对自己病能否治好，今后的生活怎么办等事担忧，而表现出多虑、忧郁、焦急、甚至绝望等心理状态。因此，要针对不同情况做好心理护理。①护理员对患病老人要热情，关心他们的病痛，悉心照料其生活起居，使他们得到安慰。介绍偏瘫老人康复的实例，树立患病老人恢复健康的信心。②向患病老人介绍疾病的知识和需要注意的事项。在帮助其肢体康复过程中，对他们的每一点进步，都要加以鼓励。③在护理过程中，应针对患病老人出现的心理问题，及时加以疏导，争取老人对护理工作的最佳配合，建立生理康复和心理康复的良性循环。

（4）做好基础护理，预防并发症。

1）由于有的患病老人的患肢有感觉障碍，因此，在使用热水袋或用热水洗脸沐浴时，要注意水温，以免烫伤。

2）保持床铺清洁、干燥、平整、无皱褶；每2h翻身变换体位1次，同时按摩骨突处，以防发生压疮。

3) 翻身时注意保暖，防止受凉。对有痰者可轻叩其背部，以利于将痰液排出，如不能自行排出者可用吸痰器吸出，以防止发生坠积性肺炎及吸入性肺炎。

4) 对尿失禁的患病老人，要及时更换尿布和床单，防止逆行性泌尿系统感染，并注意做好皮肤护理。对尿潴留放置导尿管的患病老人，要用 1∶5 000 呋喃西林溶液冲洗膀胱，每日 2 次，做到无菌操作。

5) 鼓励患病老人多饮水，预防肾结石。

(5) 康复治疗及护理。对患病老人及早进行瘫痪肢体的康复，有助于身体的血液循环和大脑的新陈代谢，增强代偿能力。它可防止肌肉萎缩和关节强直，降低病残率。其康复的方法有体疗、水疗、理疗、医疗体操、作业疗法等，但这些方法的使用均需一定的设施和由专业人员进行。老人偏瘫的康复训练应从早期开始。本文仅介绍简便易行的方法。

1) 抗痉挛体位的摆放。肢体摆放应保持抗痉挛位置，如肘关节稍屈曲，上肢稍高于肩部水平，足背与小腿呈 90°，膝关节下放置小软垫使小腿微屈，膝关节外侧放枕头防止下肢外旋。

2) 床上肢体功能锻炼。其方法是让患病老人学会自己将健腿放在患脚膝上，沿患侧小腿下滑至踝部。或用健侧手臂拉动患侧手臂上举，利用健侧肢体帮助患侧进行活动。还可以在床的另一头栓上绳带，让老人用健手拉动躯体活动。

3) 肢体被动运动。此方法是护理员按照要求，对患病老人的患肢进行被动性的活动。操作时，护理员一只手握住患侧的手或足，另一只手托住肘关节或窝上方，对各关节做内收、外展、旋转、屈伸动作，同时给予肌肉按摩。

4) 坐起和站立练习。床上坐起练习，先将床头抬高，角度从 30°开始，逐渐加大角度，延长时间。以后再慢慢地过渡，双足下垂，坐于床边。然后转至扶椅或轮椅上。上身坐姿应保持端坐姿态。站立的练习，可先使用站立床进行，再过渡至在专人保护下的站立练习。在练习中可先将全身重力放置健侧，再逐渐向患侧转移。待可站立时，可叫老人手握扶手做下蹲或提膝运动，为今后行走打下基础。练习中应注意安全、量力而行，过量或过度疲劳会影响以后的练习。

5) 行走练习。在站立的基础上，可先练习原地踏步，以后再进行两人搀扶下的行走练习，逐步过渡到使用练步器练习及拄拐行走。练习时应注意老人的步态，步态不准确应及时纠正。在此基础上方能考虑生活自理能力的练习。

6) 进行日常生活活动训练，如训练进食、处理个人卫生等，以后逐步训练穿衣、床椅转移、洗澡等。还可通过编织、绘画、橡皮泥塑等训练两手协同操作，以及搭积木、拧螺钉、手工制作花卉、插花等训练手部的精细动作，以提高老人的综合能力，且最大限度地保持记忆力和沟通能力，提高日常生活自理能力。

四、老年痴呆

老年痴呆是发生在老年期，由于大脑退行性病变、脑血管病变等各种病因所致的以痴呆为主要表现的一组疾病。老年痴呆是隐袭发病，逐渐发病，以智能障碍为主的慢性进行疾病。老年痴呆主要包括阿尔茨海默病，其病理改变以脑萎缩为主要特征；血管性痴呆，主要是脑血管病引起的，其病理改变多以多发性脑梗死为主要特征；混合性痴呆，是指既有老年性痴呆，又有血管性痴呆或其他型痴呆。目前对老年性痴呆的治疗仍缺乏特效药物。因此，其康复的目标是在增强老人体质前提下，促进大脑功能的代偿能力，以延缓疾病的发展。

1. 老年痴呆的主要表现

（1）早期（遗忘期）。首发症状为记忆减退，尤其是近期记忆，在清醒状态下，发生智能、分析、判断、思维、记忆、感情等紊乱。语言能力下降，易迷路，情绪不稳定，人格行为改变，脾气改变，有时表现得失去理智，但生活能自理，只是动作缓慢。

（2）中期（混乱期）。完全不能回忆新信息，远期记忆也受损。神志恍惚，常迷路，面部无表情或失语，行为紊乱，如自私、固执、不修边幅、偏爱收集破烂、随地大小便等，从而使老人对环境适应能力下降，严重者生活不能自理。

（3）晚期。生活完全不能自理，大小便失禁。常因吸入性肺炎、压疮、尿路感染而死亡。

2. 老年痴呆的病情观察

（1）对患病老人应加强监护，经常巡视居室，观察老人情况。由于患病老人有智力障碍、机体反应能力差，常有不适却难于诉说清楚，因此护理员应勤观察、多询问，及时发现老人的异常变化，及时诊治。

（2）观察痴呆老人的一般情况，定时检测生命体征，了解是否发生并发症。如发热，常由于肺部感染所致；吞咽困难，要注意有无食物呛入窒息梗阻；消化不良可引起腹泻、腹部不适。

（3）痴呆老人服药时必须全程陪伴，帮助其将药物全部服下，以免遗忘或错服。因痴呆老人服药后常不能诉说不适，故需要仔细观察老人有何不良反应，如出现不良反应应及时报告医生。

3. 老年痴呆的护理要点

老年痴呆的护理原则如下：注意安全，防止煤气外泄或发生火灾；防止老人走失而出现意外；加强日常生活训练；预防躯体疾病；精神症状护理；尊重病人人格与自尊（减少不必要的有害刺激)。

(1) 心理护理。

1) 患有痴呆症的老人在出现智力衰退的同时，常伴有情绪变化，表现为忧郁、欣喜、淡漠、行为散漫或不稳定，甚至出现暴怒等冲动行为。为此，应针对老人的具体情况，采取措施改变不良情绪。

2) 由于患病老人智能全面衰退，接受心理护理比常人存在一定的难度。因此，护理员更要以加倍的耐心和热情，用通俗易懂的语言反复指导，还要对所护理的患病老人的疾病情况、家庭情况等做必要的了解，尤其要通过细心观察，了解掌握老人的生活习惯、心中考虑的主要问题是什么。

3) 对于患病老人所表现出的偏执、多疑、烦躁等精神症状，更应及时疏导。对有可能自伤或伤害他人的患病老人除在心理上进行疏导，还可使用药物，让他们的情绪稳定下来。

(2) 生活护理。

1) 按老人喜欢食谱给食，符合病理生理需要，做到质和量的营养平衡，水分足够。帮助老人戒除烟酒，养成良好的生活习惯。

2) 注意个人卫生，督促、帮助患病老人日常梳洗、饮食和大小便等。衣被整洁，干燥、冷暖适合时令，室内环境舒适，空气新鲜。护理员给患病老人服药，应当场看着老人服用，以免老人遗忘或私自积存，造成不良后果。天气变化时，及时关心和帮助患病老人增减衣服，防止乱穿衣或倒穿、反穿衣裤等。老人衣着应保持整洁。

(3) 安全防护。

1) 意外防护。妥善安排好患者周围环境，管理好危险物品，切断电源和煤气开关，剪刀和药品等收藏好；让痴呆老人远离水瓶、电插头等危险物品；使用热水袋取暖时注意防止烫伤，严防意外发生。

2) 防止跌倒和坠床。由于老年人视觉、听力功能减弱，平衡能力衰退，容易跌倒，房间设置应符合安全要求，设施要简单，地面要防滑，床边最好设护栏。

3) 防止走失。痴呆老人外出时要有人陪护，对定向力严重障碍的老人应避免其单独外出，轻者可在其口袋中放上识别卡，记录老人姓名、家庭地址和联系电话等，以防走失。

(4) 并发症的预防。

1) 防止压疮。做好生活护理，督促和协助患者保持个人卫生，加强营养，给予高蛋白、高维生素的软食和流质饮食。对卧床且大小便失控的患病老人，应做到及时更换衣被。保持衣、被的清洁干燥，防止发生压疮。

2）防止呛噎。老年人进食时，体位要合适，尽量采取坐位或半坐位，并且注意力要集中，食物应细软，干稀适宜，细嚼慢咽进食时尽量不要交流。夜间睡眠以侧卧为好，以防口腔分泌液逆流引起呛咳。喂饭、喂水要控制喂入量，以防止食物团块梗塞、窒息。

3）预防感染。老年人免疫功能低下应注意预防感染。不宜去拥挤的公共场所和过多会客，患呼吸道感染或发热的老年人更应注意。

(5) 康复治疗及护理。

1）日常生活活动训练。为了维持患病老人的现有日常生活能力，应使他们保持自己基本日常生活习惯。凡是老人自己能做的活动，尽量让其自行完成，护理员要给予监护和指导。

2）开展适宜的作业疗法。安排合理妥当的作业疗法，如手工制作花卉、插花等。活动应适于锻炼手部的细小动作，对于减慢痴呆病情的进展和消除焦虑等不良心理行为都是有益的。

3）医疗体育。可安排散步、气功和各种拳操，以增加患病老人的体质。运动时应严格控制运动强度。

4）进行专业的康复。主要对语言障碍者进行语言训练。对肢体残者进行专业性的康复治疗，如水疗、体疗、针灸等治疗。

五、上呼吸道感染（感冒）

感冒一般多为病毒引起的急性上呼吸道感染，可分为普通感冒和流行性感冒。普通感冒（俗称伤风），是位于上呼吸道即鼻、咽、喉部的急性炎症。流行性感冒（简称流感）是由流感病毒引起，它除上呼吸道感染外，还可向下侵及气管、支气管和肺部。老年人因机体免疫力降低、呼吸道防御功能减退易患感冒，尤其老年重症流行性感冒者可因并发肺炎而死于呼吸和循环衰竭。

1. 上呼吸道感染的主要表现

(1) 症状特点。

1）普通感冒。起病较急，以鼻咽部症状为主，如咽痒、咽痛、鼻塞、喷嚏、流涕，全身症状较轻，一般无发热或仅有低热，有全身不适，轻度畏寒和头痛等症状。

2）流行性感冒起病急，全身症状重，可出现高热、全身酸痛、眼结膜充血明显等现象，但鼻咽部症状较轻。

(2) 发病过程。普通感冒在发病后5天左右可自行消退痊愈。流感为流感病毒引起，具有较强的传染性，一般由呼吸的飞沫经呼吸道传染。流感全身症状较重，引起的并发症也多。故在发病4～5天时应注意有无并发症出现。

(3) 感冒的危害。由于老年人机体免疫力低，呼吸道防御功能减退易患感冒。上呼吸道感染对老人的主要危害是引起并发症，如普通感冒可并发鼻窦炎、喉炎、中耳炎、气管炎、肺炎、心肌炎等。此外，感冒可诱发多种疾病急性发作。特别原有慢性支气管炎的老人易并发细菌性肺炎，加重病情，出现高热不退、气急、阵咳、咯血、口唇青紫等。如原有心脏病的老人可因呼吸衰竭或心力衰竭而死亡。因此，感冒为百病之源，切不可麻痹大意、掉以轻心。

2. 上呼吸道感染的病情观察

加强生命体征、神志的观察；观察发热的程度，痰液的量和性状、颜色；观察有无并发症。

3. 上呼吸道感染的预防和护理

(1) 感冒的预防。老人居室可用乳酸或食醋熏蒸进行空气消毒。感冒流行季节，老人外出应戴口罩，避免去公共场所。自觉戒烟，经常参加体育锻炼，增强体质，同时谨防着凉。合理安排日常生活，避免劳累。

(2) 感冒的护理。

1) 一般护理。注意休息，空气流通；合理饮食，补充水分，鼓励多饮水。

2) 对症护理。对高热者进行物理降温，老年人不能连续使用退热药，以防虚脱。

3) 防寒保暖，防治各种呼吸道感染。

4) 加强全身运动锻炼和耐寒锻炼，重视呼吸功能的康复训练。

六、慢性支气管炎及肺源性心脏病

慢性支气管炎（简称慢支），是指气管、支气管黏膜及其周围组织的慢性、非特异性炎症。临床以咳、痰、喘为主要表现。慢支是老年人的常见病，其发病率为10%～15%。发病常与呼吸道防御功能降低、感染，吸烟，过敏，大气污染等因素有关。病程进展缓慢，后期常并发阻塞性肺气肿。慢支、阻塞性肺气肿、慢性肺源性心脏病，通常是老年人慢性呼吸道疾患发展的"三部曲"。慢性肺源性心脏病主要是由于支气管和肺的慢性病变引起肺动脉高压，进而导致右心室肥厚、扩大，最后发生右心衰竭的心脏病。82%～90%的肺心病病例都是由慢支并发阻塞性肺气肿所致。

1. 慢性支气管炎的主要表现

(1) 临床症状。起病缓慢、病程较长。主要表现为"咳""痰""喘""炎"四症，以长期反复咳嗽为最突出，咳嗽、咳痰以晨间较多，痰液一般为白色黏痰。

(2) 诊断标准。咳嗽、咳痰或伴喘息反复发作，每年患病至少3个月，并连续2年以上。

2. 慢性支气管炎的病情观察

注意观察生命体征（体温、脉搏、呼吸、血压）、神志，以及痰液的颜色、性状和量。一旦患病老人出现炎症应尽快控制，不能拖延。积极清除呼吸道分泌物，始终保持呼吸道通畅。

3. 慢性支气管炎的护理要点

（1）室内空气应保持清新、流通，温度保持在18～20℃，湿度保持在60%左右。吸烟的患病老人要劝其戒烟。

（2）合理饮食。供给充足营养，注意调配高蛋白，多纤维，清淡少油的饮食。鼓励老人多饮水（约1 500 mL/天），多饮水是最好的祛痰方法。

（3）心理护理。由于老人患病后常出现劳力性呼吸短促，因此惧怕运动。疾病的折磨，使老人对疾病的预后和生活自理能力减退的担忧，表现出忧虑、压抑、烦躁和不安等不良心理状态。为此应针对老人的具体情况，进行有效的心理护理。教给患病老人一些适合其病情的简单康复活动，使之从康复中获益。

（4）康复治疗及护理。注意休息，重建生理性的腹式呼吸、增强心功能和恢复活动能力是慢性支气管炎和阻塞性肺气肿康复的主要内容。主要是呼吸功能训练。

1）腹部加压暗示呼吸法。患病老人取卧位或坐位，将其手按压在剑突下的上腹部或下胸部的两侧来集中老人的注意力。在呼气收缩腹部的同时，用手加压以挤压上腹部或两侧下胸部，以增加腹压和减轻膈肌的张力。吸气时，即对抗所施加的压力，徐徐将腹部隆起和下胸部向外膨隆，与此同时渐渐减轻所施加的压力，如此反复地练习。

2）缩唇呼吸法。缩唇呼吸法又称吹笛样呼吸法，以增加呼气时的阻力，可使支气管内保留一定的压力，防止支气管及小支气管的过早压瘪。患者闭嘴用鼻吸气后，缩唇吹口哨样缓慢呼气，呼吸频率小于20次/min，吸呼比为1∶2。

3）放松练习。由于气短、气急常使患病老人精神和颈背部肌群紧张，而精神紧张和肌紧张，又反过来消耗更多的氧气，因此形成恶性循环。放松练习有助于阻断恶性循环，可使机体耗氧量降低，有利于进行腹式呼吸。其体位为前倾依靠位，患病老人坐在桌前，将头向前置于桌上的被子或枕垫上，两手要放在被子内或枕垫下。

（5）预防急性发作。当天气变化时帮助老人增减衣服，积极预防感冒，减少疾病复发率；有症状及早治疗；防寒保暖，进行耐寒训练；坚持体育锻炼，提高抗病能力；禁烟；加强营养。

预防感冒宜多用冷水洗脸，洗脸时配合适当按摩，如擦鼻（印堂穴→迎香穴）、按迎香穴、浴面提耳、按合谷穴等。

七、肺炎

肺炎是指由多种原因引起的肺实质炎症。细菌性肺炎是最常见的肺炎。

1. 肺炎的主要表现

（1）主要症状。寒战，发热达 40℃，伴头痛、肌酸、胸部刺痛，深呼吸加重，咳痰初为少量泡沫痰，逐渐出现黏浓痰、铁锈色痰。有的可出现呼吸困难，气急紫绀，或出现恶心、呕吐等消化系统症状。严重者神志模糊、烦躁、嗜睡、谵妄等。

（2）老年人肺炎特点。起病隐匿，症状不明显或不典型。1/3 老年患者表现为非呼吸道方面的症状，如乏力、倦怠、恶心、食欲不振等。个别老年患者可出现休克或呼吸衰竭等。

2. 肺炎的病情观察

注意观察生命体征，意识状态，皮肤黏膜颜色及温度，有无出血倾向，以及尿液和痰液等的变化。

3. 肺炎的护理要点

（1）卧床休息，环境安静，空气流通。

（2）寒战时注意保暖，高热时降温饮水，出汗更衣，换被子、换床单。

（3）定时测体温、脉搏、防休克。

（4）及时对症处理、吸氧、排痰。

（5）补充营养（高热量半流食）。

（6）做好口腔和皮肤护理。

八、糖尿病

糖尿病是一种以血糖升高为主要特征的全身慢性疾病。临床上主要有Ⅰ型（胰岛素依赖型）和Ⅱ型（非胰岛素依赖型）。前者患者多为青年人，后者患者多是老年人，常可引起在心脑血管、神经系统内的多种并发症。

1. 糖尿病的主要表现

典型症状：患者出现"三多一少"（即多饮、多食、多尿和消瘦），伴皮肤瘙痒、疲乏，血糖升高（空腹血糖 3.3～6.1 mmol/L 为正常）。严重时眼花、便秘、视力下降、眼底出血、肾病、浮肿。糖尿病还可引起大血管病变、肾病、视网膜病变、神经病变（肢体疼痛及运动障碍）、感染、酮症酸中毒等并发症。

2. 糖尿病的病情观察

（1）观察患者每天的进食、精神状态、体力活动等情况。

(2) 观察监测血糖、尿糖的变化。督促老人定期进行肾功能、视网膜和周围神经等检查，以减少糖尿病慢性并发症的发生。

(3) 预防并发症的发生

1) 低血糖。轻度低血糖时可出现心慌、手抖、饥饿、出冷汗等表现。严重时可昏迷、甚至死亡。预防低血糖需注意：药物治疗逐渐加量，谨慎进行调整；定时、定量进食；在体力活动前吃一些碳水化合物食物；不要过多饮酒。如出现上述低血糖症状，意识清醒的病人应尽快口服含糖饮料，如橙汁、糖水、可乐等，或吃一些糖果、点心。意识不清的病人应立即送医院治疗。

2) 糖尿病足。糖尿病足是中晚期糖尿病病人的常见并发症，也是糖尿病致残的主要原因之一。糖尿病足的特点为下肢疼痛、皮肤溃疡，间歇性跛行和足部坏疽。早期的腿部发凉、足部疼痛和间歇性跛行等情况常不被重视，晚期则下肢皮肤发黑、继发感染、局部溃疡不愈合，严重者导致糖尿病性肢端坏疽。

3) 密切观察患病老人有无感染、饮食减退、恶心、呕吐、嗜睡、呼吸加快、加深，呼气有烂苹果样气味，以及脱水等酮症酸中毒表现。若出现上述表现应及时通知医师，并配合抢救。

3. 糖尿病的护理要点

(1) 做好心理护理，避免精神创伤。糖尿病是一种慢性疾病，病程较长，患病老人常会出现各种心理障碍。不良心理行为可使血糖升高。因此，要采取有效的心理疏导措施。通过与患病老人进行交谈，倾听其对病情的诉述，细心讲解糖尿病的知识，帮助患病老人对糖尿病有一完整的认识，建立起战胜疾病的信心。

(2) 加强病人饮食治疗指导，三餐定时定量，热量分 1/5、2/5、2/5 供应。向患病老人介绍糖尿病在饮食治疗上的重要意义，使之自觉遵守饮食规定，不食用甜食。观察老人进食情况，如进食减少应及时告诉医生，及时调整治疗方案，以免发生低血糖。对使用胰岛素的老人，进食须准时，一般在注射后 30 min 进食。

(3) 并发症的预防。注意个人卫生，保持皮肤清洁，预防感染。鞋袜要宽松，有利血液循环。严格根据医嘱按时服药，不能擅自停药或增减药物，教会患者正确用药知识和胰岛素注射的正确方法，包括如何计算单位，选择注射部位，注射时间及注射后观察反应，以及辨别低血糖症状及其处理的方法。

(4) 康复治疗及护理。

1) 运动训练。适用于大部分 I 型和 II 型糖尿病患病老人，特别是肥胖型的 II 型糖尿病患病老人。但在血糖控制不佳（空腹血糖大于 7.8 mmol/L）；合并较严重的心、肝、肾疾病；合并眼底出血或有出血倾向；血压过高〔收缩压≥200 mmHg (26.7 kPa)，舒张压≥100 mmHg（13.3 kPa）］，自主神经病变，常发生体位性低血压者，末梢神经病变较重，足部失去感觉者，不能参加跑步运动。

2）运动方式以步行、慢跑为宜。运动强度，临床上一般以最大心率与安静时心率的差值的百分数，即％负荷强度来表示。％负荷强度在80％以上称为强度，40％～60％称中度，20％以下称轻度。如患病老人已有明显的神经病变，心率反应会减弱，故不能以此作为运动强度的指标。

3）运动开始应从轻度到中度逐渐增加。Ⅰ型糖尿病病人，运动开始时血糖要在5.6～13.8 mmol/L，若血糖低于5.6 mmol/L，应先注射胰岛素，并检查尿酮体，若酮体呈阴性才能开始运动。一般在餐后1～2 h开始运动。Ⅱ型糖尿病病人，在饮食控制和运动控制良好时，可随时参加。但口服降糖药或注射胰岛治疗者，应在餐后1～2 h开始运动。运动时要随身带几块饼干或糖果，当有低血糖前兆时，及时进食。老年人参加中度以上运动，应有人陪伴，以免发生意外。

九、骨及关节疾病

1. 骨质疏松

骨质疏松是一种全身骨量减少和骨组织发生的显微结构改变，伴有骨脆性增高导致易发生骨折的老年性疾病。分为原发性与继发性两种。老年性骨质疏松症的治疗是以骨形成促进剂为主。

（1）老年人骨质疏松的原因。原发性骨质疏松多见于绝经后妇女或因衰老所致，男女之比为1∶2。继发性骨质疏松多因原有疾病或药物副作用所致。

（2）骨质疏松的表现。主要为骨痛和骨折。患者可出现全身骨痛，其中以腰背部疼痛最常见。也可出现驼背、骨折和呼吸功能下降等现象。

（3）骨质疏松的预防。老年人要摄入含钙高的食物，如牛奶、海带，少饮酒和咖啡；幼年起和青春期应摄入足够的钙、维生素D、蛋白质；妇女绝经前开始补钙，在补钙同时，补充维生素D；加强体育锻炼，尤其加强负重锻炼，老年人做一些力所能及的事，增加户外活动，加强自我保护意识，防跌倒和骨折。

（4）骨质疏松的护理。

1）心理护理。由于伤痛困扰或生活自理能力的减退，导致患病老人产生焦虑、忧郁、急躁等情绪变化。首先要向患病老人详细介绍老年性骨质疏松症的知识，使老人对此病症有个整体的认识。

2）基础护理。

①由于患病老人行走不便，在护理工作中，要细心观察，及时巡视，多加关心照顾，

发现异常及时采取措施，防止意外情况的发生。

②患病老人应选择轻便、舒适的鞋，室内保持清洁，地面不应有积水，以防滑倒。

③为患病老人提供易消化、吸收，富含钙的食物。组织老人到室外晒太阳。

3）康复治疗及护理。

①预防性康复。由于60岁以上老人患骨质疏松症的发病率在60%以上。因此采取预防性康复就显得更重要了。早期发现，早期治疗；适度体力活动；谨防磕碰、跌倒；适量补充钙、磷；控制伴有的内科疾病。总之，预防骨折应是预防老年性骨质疏松症的重点。

②医疗性康复。对患病老人出现的骨折、腰背痛、驼背等，通过外科手术、药物、理疗、体疗、运行等方法，减轻伤痛，降低致残率。总之，应以积极的态度、有效的方法实施康复治疗。

2. 股骨颈骨折

老人易骨折的部位好发于股骨颈、桡骨下段，以及腰椎压缩性骨折。其中股骨颈骨折为最常见。患者常有绊倒史。

(1) 股骨颈骨折的主要症状。

1）摔倒后髋部疼痛，纵向叩痛。

2）明显外旋畸形，即足尖向外（内收形），说明错位较大，需手术后平卧，并注意早期床上活动。

3）下肢不能活动，X线有裂纹骨折，位置稳定称外旋型股骨颈骨折。

(2) 股骨颈骨折护理要点。股骨颈骨折应仰卧硬板床上尽量减少活动，以减轻疼痛；手术后平卧，并注意早期床上活动，预防褥疮的发生。

3. 颈椎病

颈椎病是指颈椎和颈椎间盘退行性病变，压迫或刺激邻近血管和神经而引起的一系列的症状。起病缓慢，发病年龄多在40岁以上，60岁以上老人占50%，70岁以上老人接近100%。

(1) 颈椎病的主要症状。颈部酸痛，胀麻不适，颈部活动受限。当神经根受刺激或压迫时，可出现上肢无力、手指麻木、感觉异常。刺激或压迫脊髓时，可出现下肢无力、跛行，甚至大小便失禁。颈椎动脉受刺激压迫时，可出现眩晕、耳鸣、头痛、视力减退等。

(2) 颈椎病的护理要点。

1）枕头高度适当，一般以10 cm左右为宜。

2）注意颈部保暖，尤其是冬天更不宜受风寒。

3）急性期以静卧休息为主。缓解期进行颈部肌肉锻炼，颈部按摩，变换姿势，一种姿势不宜保持时间太久，尤其是低头伏案工作。

4) 保持头、颈部正确位置，头颈部的自然、正常的姿势是确保颈椎健康的先决条件。

(3) 颈椎病运动的注意事项。

1) 颈部按摩手法要柔和，切忌猛烈。

2) 急性期不宜运动，以静卧休息为主。

3) 穴位按摩可取合谷、少海、肩井、风池等穴位，按压时应有酸、麻、胀的感觉，每日1~2次。

4) 每天可进行数次颈部的前伸、后屈、侧屈、旋转等运动。

4. 肩周炎

肩周炎是肩关节周围炎的简称，又称漏肩风、冻结肩、五十肩。是肩关节周围韧带、肌肉、关节囊等部位疾病的总称。多数为慢性退行性病变、劳损、肌纤维组织炎等引起。外伤、寒冷、潮湿等为常见诱因。肩周炎自然病程在1年左右。

(1) 肩周炎的主要表现。一侧肩痛和肩关节运动受限，肩痛可向颈、肘部放射，活动后加重。严重者可影响梳头、穿衣等日常生活。

(2) 肩周炎的护理要点。

1) 尽早进行理疗、针灸、按摩、推拿、体疗等治疗，以减轻疼痛。

2) 早期加强锻炼，每日进行肩关节的运动，如手爬墙、拉圈等，以免肩关节粘连而影响功能。

第5节 紧急救护常识

 学习目标

➢了解老年人中暑、骨折、气道梗塞、烧烫伤、触电及煤气中毒发生的原因。

➢能够对老年人进行中暑、骨折、气道梗塞、烧烫伤、触电及煤气中毒等现象进行现场急救。

➢熟悉心跳呼吸骤停的临床表现并能准确判断。

➢能够对老人进行心肺复苏的现场急救。

 引导案例

王英，女性，75岁。有高血压病史，平时常服降压药。某天服药后，突感头晕，不慎跌倒，神志清楚，自诉右髋部疼痛。护理员发现老人右下肢疑似比左下肢略短。

问题与思考：当班护理员应如何进行现场急救？

一、中暑的救护

中暑是因高温环境或受到烈日的曝晒而引起的疾病。（老年人体温调节中枢功能差，易出现中暑。）

1. 中暑的分类

（1）先兆中暑。主要表现为大量出汗、口渴、头昏、胸闷、全身疲乏，体温略有升高。如及时转移到阴凉通风处，补充水和盐分，短时间即可恢复。

（2）轻症中暑。除上述表现外，体温在38℃以上，伴面色潮红、皮肤灼热或面色苍白、大量出汗、皮肤湿冷、血压下降、脉搏增快等表现为轻症中暑。如及时处理，往往可于数小时内恢复。

（3）重症中暑。具有轻症中暑症状，并有昏厥、昏迷、痉挛或高热等症状。

2. 救护措施

（1）先兆中暑与轻症中暑者应立即脱离高温环境，将中暑者转移到阴凉通风处，如走廊、树荫下或有空调的房间进行降温。并给予清凉含盐饮料或口服十滴水、人丹、涂清凉油、风油精等，经处理后症状未减轻者，可静脉滴注葡萄糖盐水。

（2）中暑高热者应迅速进行物理降温，用冰水或乙醇全身擦浴，或在大血管处放置冰袋、冷敷，同时不断按摩四肢及躯干皮肤，使之潮红充血以促进散热。

（3）室温应保持20～25℃，要有良好的通风，需要时用电扇吹风，床底下放置冰块，有条件的使用空调降低室温。

（4）同时合用药物降温。使用药物降温时，应注意观察中暑者体温、血压等变化，发现异常随时报告医生。避免体温过低及虚脱发生。

（5）高热伴昏迷者，应将头偏向一侧或颈部伸展，以保持呼吸道通畅，吸氧，定时吸痰，注意口腔、全身皮肤护理，预防感染。

二、骨折的救护

1. 骨折的判断

（1）疼痛和压痛。

（2）肿胀。

（3）畸形。

（4）功能障碍。

2. 骨折的急救措施

（1）骨折固定。

1）先止血，后包扎，再固定。

2）夹板长短与肢体长短相对称。

3）夹板与皮肤、关节、骨突出部位之间要加衬垫，先扎骨折上下端，后固定两关节，四肢露指（趾）尖，便于检查末梢血液循环。

（2）骨折部位不得随意移动，尤其是椎体骨折。疑有胸腰椎骨折时，禁止使老人坐起或站立，禁忌一人抬肩、一人抱腿的错误搬运方法。

（3）严密观察生命指征的变化。

（4）及时送医院。

三、气道梗塞的救护

老年人的吞咽、咳嗽反射能力减退，当进食粗硬及固体食物时容易出现气道阻塞而发生窒息。

1. 判断依据

（1）神志清楚的老人突然无法说话或咳嗽，出现痛苦的表情和用手捏住自己的喉咙。（梗塞者常常不由自主地以双手或单手呈"V"字状，紧贴于胸颈部。）

（2）出现胸闷、气憋、烦躁、恐怖、大汗淋漓、面色青紫、呼吸困难等症状。

2. 急救措施

（1）使患者处于头低脚高俯卧位，头低于胸部，拍击背部，利用重力排出异物。

（2）拳冲击上腹部或上腹部倾压硬物，制造人工咳嗽，借以驱出气道物。但应注意避免损伤内脏或肋骨。

（3）若发现异物卡在咽部上方，可用手指刺激喉部，将异物反射性呕出。

（4）若发现异物已进入气管，可先用粗针头在环状软骨下 1～2 cm 部位刺入气管，使空气可进入，然后再作进一步抢救，急送专科医院救治。

四、烫伤的救护

烫伤是指热力、热液、热蒸汽、火焰或化学物质（酸、碱等）、电流及放射线等所造成的组织损伤。最常见的为热力烧伤。

1. 烧烫伤的现场急救处理

立即进行皮肤表面快速降温，如用井水、河水、自来水等浸泡受伤处约半小时，可使局部迅速降温，终止热力对组织的继续损伤。冷疗应在伤后 6 h 内进行，越早越好。冷疗面积一般不超过20%，然后送到专科医院治疗。

2. 酸碱烧伤的现场急救处理

立即脱去被化学物浸渍的衣服，迅速用流动的清水冲洗创面（包括皮肤黏膜）。冲洗时间一般在2h以上。

3. 现场急救处理的注意事项

（1）创伤部位不宜涂抹有色药物（如红汞、紫药水等），既可防止汞中毒，又有利于对创面损伤深度的判断和减轻清创的难度。在送医院前应暂时用清洁的敷料或干净的布覆盖包扎，以免损伤或污染创面。

（2）烧伤后出现的水泡，在到达医院前不要自行用针弄破、放水，更不应剪去泡皮，以免造成创面感染。

五、触电的救护

触电是指人体接触电路或电弧而引起的一种急性损伤。雷击伤也是一种触电。最常见的是违章接触电器造成的触电。

触电的急救处理措施如下：

（1）迅速脱离电源

迅速关闭电闸或用干燥的木棍、竹竿把电线从触电者身上挑开，将触电者与电源分离。在明确切断电源前不能徒手接触触电者。

（2）脱离电源后，触电者如有呼吸但心跳停止，应立即进行心肺复苏，口对口人工呼吸，胸外心脏挤压，同时急送医院。

（3）如有局部电灼伤创面，按创伤处理，送医院急救。

六、煤气中毒的救护

煤气中毒是指人体吸入一定量的煤气气体造成中毒的疾病。煤气又称一氧化碳，是一种无色、无味、无嗅的气体。

1. 症状

中毒轻者可出现头痛、眩晕、恶心、呕吐、四肢无力、大小便失禁等症状。重者皮肤黏膜可出现樱桃红色，常可发生虚脱、昏迷，甚至死亡。

2. 急救措施

要点概括为关、开、移、解、松、吹、压。

（1）关。立即关闭煤气开关，禁止明火。

（2）开。迅速打开窗户房门，使室内通风换气。

(3)移。迅速将中毒者移至室外空气新鲜且暖和的地方,让中毒者呼吸新鲜空气。

(4)解。解开中毒者的衣领扣。

(5)松。松开中毒者的腰带,以利深呼吸。神志不清而有呼吸困难者,应就地进行人工呼吸。咽喉部如有分泌物应及时清除,防止窒息。

(6)吹。如呼吸心跳已经停止,应就地不停顿地进行口对口人工呼吸。

(7)压。如心跳停止则必须做胸外心脏挤压术,在送医院途中也不能停止进行心肺复苏。

七、心跳呼吸骤停的抢救

心肺复苏术指因各种原因导致呼吸和心跳骤停时,使用人工呼吸及胸外心脏挤压来进行急救的一种技术。

本部分所介绍的是成人心肺复苏术现场初步急救措施。

1. 心跳呼吸骤停的临床表现与判断

(1)临床表现。

1)心音消失。

2)脉搏摸不到,血压测不出。

3)意识突然丧失或伴有短阵抽搐。

4)呼吸断续,呈叹息样,后即停止。

5)瞳孔散大。

6)面色苍白兼有青紫色。

(2)判断。最可靠而出现较早的临床征象是意识突然丧失,伴以大动脉(如颈动脉、股动脉等)搏动消失。此两个征象存在,心搏骤停的诊断即可成立,并应立即进行现场心肺复苏。不应要求上述临床表现都具备齐全才确立诊断,不能因反复心脏听诊而浪费宝贵时间,也不可等待血压的测定和心电图证明而延误现场心肺复苏的进行。

2. 心肺复苏的基本措施

(1)判断意识。当发现有人倒地,首先应轻拍和摇动老人的肩膀,对其高声喊叫:"喂,你怎么啦?"这时老人睁眼或有肢体运动等反应,表示老人有意识,如老人对上述刺激无反应,则表示意识丧失。

(2)立即呼救。立即招呼周围的人前来协助抢救,并请人拨打"120"求救,必须待"120"调度人员询问清楚再挂电话。

(3)放置体位。老人立即就地平卧,仰卧于地面或硬板床上。

(4)打开气道。

1)解开衣领和腰带。
2)去除假牙和口鼻内异物,保持气道通畅。
3)打开气道的方法——压前额、抬下颏。救护者一手置于老人前额使头后仰,另一手的食指与中指置于下颏,将下颌骨上提,使下颌角与耳垂的连线和地面垂直。
(5)判断呼吸。在打开气道的前提下,救护者侧头一看——患者胸部有无起伏;二听——有无呼吸声音;三感觉——用脸颊接近患者口鼻,感觉有无呼出气流。
(6)判断心跳。如图2—1所示,以食指及中指先摸到喉结处,再向外滑移2~3 cm可触摸颈动脉搏动,未触及搏动表示心搏已停止。

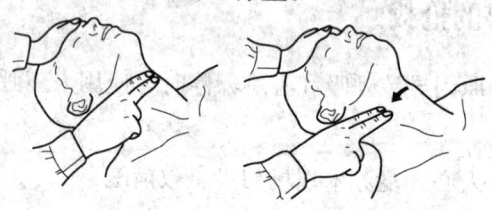

图2—1 触摸颈动脉搏动的方法

(7)口对口人工呼吸。如图2—2所示,开放气道(保持压额抬颏姿势),操作者深吸气后,用压住患者额头的手以拇指食指捏住患者鼻孔,张口罩紧患者口唇用力吹气,同时侧头用眼角注视患者的胸廓,胸廓隆起为有效。吹完气松开鼻孔,待胸廓下降,再吹第二口气。

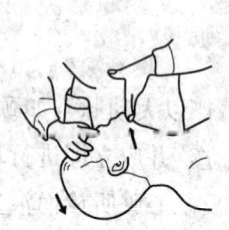 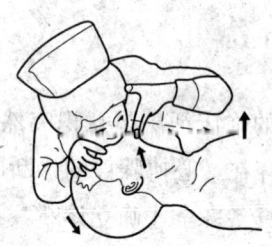 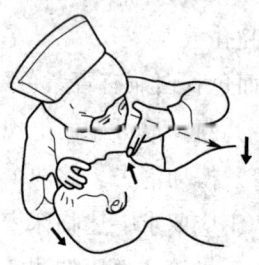

图2—2 口对口人工呼吸方法

(8)胸外心脏按压。
1)心脏按压部位确定。抢救者用靠近病人侧一手的食指和中指,确定近侧肋骨下缘,然后沿肋弓下缘上移至胸骨下切迹,胸骨下切迹向上2横指即胸骨中下1/3交界处为按压部位,如图2—3所示。
2)术者体位。根据情况采用站立地面或脚凳上,或采用跪式体位,双手掌根重叠,手指互扣翘起,以掌根放于按压部位,双臂肘关节伸直,双肩前倾垂直下压。
3)按压方法。如图2—4所示,垂直下压使胸廓向下陷3~4 cm,尔后立即放松(掌

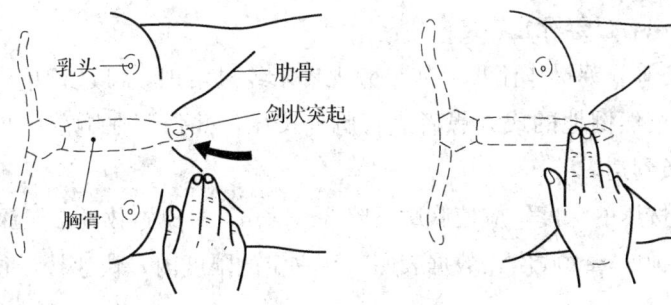

图 2—3 胸外心脏按压的部位

根部不得离开按压部位),让胸廓自行复位,使心脏舒张,如此有节奏地反复进行。

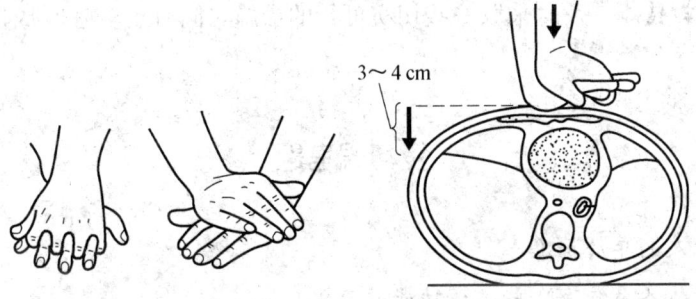

图 2—4 胸外心脏按压的方法

4) 按压频率 80~100 次/min。一般来说,心脏按压与人工呼吸比例为 30∶2。

3. 心肺复苏的有效指征

(1) 大动脉出现搏动。

(2) 收缩压在 60 mmHg 左右。

(3) 自主呼吸恢复。

(4) 口唇由紫转红,瞳孔缩小。

4. 注意事项

(1) 人的呼吸停止后 4~6 min,脑组织就可能发生不易逆转的损伤,因此,现场及时开展有效的抢救对挽救生命非常重要。心肺复苏的基本步骤是打开气道——人工呼吸——心脏按压。

(2) 胸外心脏按压的位置必须准确,否则容易损伤其他脏器。按压的力度要适宜,过大过猛容易使胸骨骨折,引起气胸血胸;按压的力度过轻,胸腔压力小,不足以推动血液循环。

(3) 终止心肺复苏术的条件是患者已恢复自主的呼吸和脉搏;或有专业人员到场接

替；或经医生确定患者已经死亡。

根据 2010 版心肺复苏操作流程，如果旁观者未经过培训，可进行单纯的胸外按压的心肺复苏，即仅为突然倒地的成人患者进行胸外按压，并强调在胸部中央"用力快速按压"，直至急救人员到达。

同时胸外心脏按压的深度，应使胸廓下陷 3～4 cm，避免施救者按压深度不够。

按压频率每分钟 80～100 次，数据表明（在一定的限度内）快速按压往往可以取得更好的效果。

由于老年人生理机能退化，以及疾病的多发性、复杂性、突发性，因此，护理员在提升老年护理质量的同时，预防老年人的意外发生是至关重要的。一旦意外发生，护理员必须运用掌握的急救技能，及时采取一些切实可行的措施，同时也要呼叫周边的其他人共同参与急救。

复习思考题

1. 简述老年人的年龄标准。
2. 老年人身体各系统有哪些生理功能的变化？
3. 在日常生活中老年人有哪些常见的性格变化？
4. 说出老年人的认知特征及情绪特征。
5. 如何对老年人做好语言及非语言的交流？
6. 简述对剧烈呕吐的老年人病情观察和护理的要点。
7. 何谓高血压？老年人血压有何特点？
8. 简述冠心病心绞痛发作时的特点及处理要点。
9. 何谓脑血管意外？脑血管意外有哪些临床表现？
10. 对于慢性支气管炎的老人可采取哪些方法进行呼吸功能训练？
11. 简述痴呆老人的安全防护和并发症的预防。
12. 简述糖尿病老人的病情观察和护理要点。
13. 怎样判断心跳呼吸骤停？
14. 如何对心跳呼吸骤停的老人进行急救？
15. 当老人突然跌倒时，如何判断老人是否骨折？应如何正确搬运？

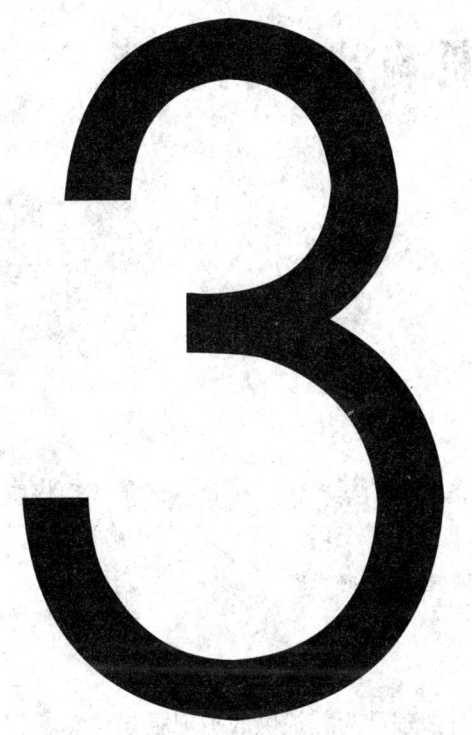

第 3 章

养老护理技能操作

第 1 节　养老机构出入院护理　　　　　　　　　　　　/68
第 2 节　分级护理服务　　　　　　　　　　　　　　　/71
第 3 节　护理交班本书写　　　　　　　　　　　　　　/75
第 4 节　体温、脉搏、呼吸、血压的测量法　　　　　　/80
第 5 节　清洁、消毒、灭菌技术　　　　　　　　　　　/86
第 6 节　终期老人护理常识　　　　　　　　　　　　　/89
第 7 节　生活护理基本技能　　　　　　　　　　　　　/93

第1节 养老机构出入院护理

 学习目标

➢ 熟悉老人出入院的要求。
➢ 掌握老人出入院的内容。

 引导案例

赵阿婆,女,83岁,1个月前申请入住养老院,经评估后符合入住养老机构养老,今接到出入院处电话,告知赵阿婆今天来院办理了入住手续,上午11:00前将入住生活区。
问题与思考:你应为赵阿婆的入住提供哪些护理内容?

一、老人出入院护理与接待

老人出入院护理包括老人入院时和出院时护理员为其提供的护理服务。
接待包含护理员在护理工作中与老年人及其家属和来访者的交流过程中所实施的沟通方式,通过交流沟通,达到相互间的信任和彼此的理解,真正做到老人安心、家属放心、社会满意的优质护理服务。

二、入院护理的内容和要求

入院护理是指老人入院时,护理员为他们提供的相应护理,以使老人尽快熟悉所居住的环境,安心住养。其内容和要求如下:

1. **准备床单位**

护理区接到老人入院通知后,应及时准备床、床旁桌、椅、床上用品等。所提供的床、桌、椅应功能完好,确保老人安全使用。

2. **入院介绍**

入院介绍包括介绍床位医师、责任护理员、周围环境、进餐时间、如厕所在及其他生活设施等内容。接待入院的老人及其家属应热情,介绍应有效、合理,针对性强。

3. **物品登记**

由两名以上护理人员与老人及其家属一起清点、登记老人所带物品(尤其是贵重物品）并签名，分类整理放置，并根据老人日常生活自理程度告知其物品放置所在，便于老人拿取。对老人的贵重物品（如钱款、金银首饰等）应根据院内相关制度进行清点、登记、保管，护理员不得私自存放。

4. 膳食准备

根据医嘱，与膳食科联系为老人准备膳食。

5. 了解并记录信息

及时了解老人的思想状况、生活习惯与合理需求，掌握老人思想动态及需求，并按等级护理内容提供相应服务。在与老人交流沟通中若发现异常应及时上报并与家属取得联系。将入院老人的相关信息分别在床头卡、一览表卡片上按要求进行准确的登记。

当班护理员应掌握新入院老人的基本情况，如老人的姓名、年龄、护理等级、有无服药、情绪、饮食、排泄等，并提供相应服务。遇有异常情况发生，及时与医生取得联系，必要时与家属取得联系。

三、出院护理的内容和要求

出院护理是指老人出院时，护理员协助老人及其家属做好出院准备的护理服务，老人出院一般包含自愿离院及老人去世两种情况。其出院护理内容包括：

1. 撤销信息

明确老人的出院日期后，在出院的当天撤销该老人的床头卡及一览表小卡片等相关信息。

2. 归还物品

协助老人及其家属整理老人用物（遗物），清点无误后交于老人及其家属，并签名确认。老人所带贵重物品（钱或金银首饰），应由两人以上随同老人及其家属一起清点，确认无误后交还家属并签名。

3. 健康指导

护理员应根据老人在院的日常生活情况进行健康指导，如出院后的饮食、休息、功能锻炼等相关注意事项等。

4. 持续改进

征求老人及其家属对护理工作的建议和意见，必要时将其意见及时反馈于护理管理者，以便持续改进、不断提高。

5. 终末消毒

老人离开居室后，床单位应按规范消毒要求进行终末消毒，防止交叉感染。

四、接待老人的基本要求

老人入住福利院，一切日常生活等都需护理员的帮助或协助，因此护理员应多与老人交流，了解老人的生理、心理、社会需要，提供相应的护理服务。

1. 交谈方法

不同的老人需采取不同的交谈方式。

与有听力障碍的老年人交谈时，应注意两者的距离，靠近、大声，语句不可太长，中间应有停顿，可使用肢体语言，使老人充分理解。

与记忆力下降的老年人交谈时，应耐心反复重述，并使用小段语言，使老人明白、理解。

如老人进餐前准备的提醒语："张阿婆，要吃饭了，先去上厕所，再去洗手，然后再到小餐厅来吃饭。"针对不同老人实施不同的表述方法。

如对有自理能力的老人，护理员只需提醒："张阿婆，要准备吃饭了。"此时，张阿婆也会按需如厕，洗手后到小餐厅用餐。

如对失智的能行走的老人，护理员需将此内容分段述说并协助一起完成："张阿婆，要吃饭了，来，我们一起去上厕所吧（带着张阿婆如厕）。"等张阿婆如厕完，边说边应带着张阿婆到洗漱室帮助完成洗手，接着再说："张阿婆，走，我们一起去小餐厅吃饭吧。"边说边带着张阿婆一起走向小餐厅，为其安排座位、端上饭菜。

2. 对老人的称呼

应尊重每一位老人，称呼上应使用尊称，如"赵阿婆""李老伯"等，或根据老年人以往的职业称谓，如"陈老师""曹医生"等，不应用床号或给老人起绰号。

3. 对老人提出问题的处理

对于老人提出的问题应根据护理员的职责范围给予答复，超出自己的职责范围或不清楚的则应婉转地给予说明，如"噢，对不起，您提出的问题我不清楚，我会让×××为您作解答"。

4. 为老人解决问题

老人一旦提出需帮助解决的合理需求，护理员应尽力完成，但对有些职责范围外的需求不能作任何保证或承诺，以免一旦不能解决时使老人失望，失去对护理员的信任。

五、接待家属的基本要求

（1）当家属需了解老人的饮食、睡眠、情绪等情况时，护理员应如实向家属述说。但如需了解老人的疾病转归时，护理员应将家属引导至医生办公室或将医生请来为老人家属作解答。

(2) 及时与家属联系沟通，以取得理解和支持，在护理服务中有些工作需家属共同配合完成的则应向家属解释说明。

(3) 当家属提出建议和意见时，应虚心听取，并及时向护理管理者汇报，以利持续改进，不断提高护理服务质量。

(4) 不随便地在家属面前、老人面前评论老人家属中"某某人"的问题，以免引起家庭矛盾。

六、来访者接待的基本要求

(1) 来访者到来后应起身起立，并询问有什么需要帮助，如"请问，我能为您做什么吗"。

(2) 对来访者需要了解的情况，应根据护理员的职责范围给予答复，超出自己的职责范围须婉转地给予说明，如"噢，对不起，您提出的这个问题我会让×××为您解答"。

(3) 来访者要离去时，应起身相送。

总之，接待工作已成为护理工作中一项重要的工作，规范的接待更能使老人及其家属对护理工作给予理解和支持。接待是一门艺术，需要有一定的技巧，更需要护理员在护理工作中边学习、边摸索、边积累。

第2节 分级护理服务

学习目标

➢ 了解老年人服务需求评估方法。
➢ 掌握不同等级老年人提供的服务内容。

引导案例

尹阿婆，75岁，老伴在3年前过世。尹阿婆有高血压史5年，平时按医嘱用降压药物能稳定血压。进食、个人洗漱、穿衣、如厕等均能自理。只是右侧膝关节行走总感觉不适，上下楼梯很吃力。今天她入住养老院。

问题与思考：请你评估尹阿婆的身体状况，并提出等级定位的护理内容。

一、老年人服务需求评估

对每一位入住养老院的老人均需按养老机构使用的《上海市养老服务需求评估表》进

行首次和持续的服务需求评估，评估内容包括生活自理能力、认知能力、情绪行为、视觉能力、心脏功能。评估等级分为四级，即正常、轻度、中度、重度，按现使用的等级对应为正常（三级）、轻度（二级）、中度（一级）、重度（专护）。

二、服务提供

老年人因其躯体状况的不同，个体的差异使得所提供的服务项目也不同，即使是同样评定为重度（原一级护理）的老人，其提供的服务项目也不同。因此，老年人的服务项目应按个体需求，采用选择式的方式提供。服务项目确认表见表3—1。

表3—1　　　　　　　　　　服务项目确认表

服务对象		护理等级		入住部门		
服务项目	服务内容				备注	
进食	□喂饭	□喂水	□食物切碎或搅拌		提供____项服务	
个人卫生	□漱口	□刷牙	□义齿清洁	□口腔护理	提供____项服务	
	□洗脸	□洗手	□梳头	□洗头		
	□洗脚	□清洗会阴				
	□剃须	□修剪指（趾）甲				
穿衣	□帮助穿脱	□更换衣服			提供____项服务	
如厕排泄	□提醒如厕	□扶助如厕			提供____项服务	
	□协助使用便器	□更换尿布				
移动	□协助行走	□协助上下楼			提供____项服务	
	□使用助步器	□使用轮椅				
压疮护理	□定时翻身	□使用气垫床			提供____项服务	
物品整理	□整理床单位	□整理衣物			提供____项服务	
	□整理个人物品					
药物管理	□保管药物	□发放药物	□帮助服药		提供____项服务	
膳食	□提供特殊饮食	□提供送餐			提供____项服务	
洗涤	□衣物洗涤				提供____项服务	

备注：
1. 服务项目的确认是根据入住老人服务需求评估所确定的护理等级而选择的相应服务内容。
2. 已确认的服务项目请在"□"用"√"显示。

经办人签名：_____　　　　担保人签名：_____
单位印章：
　　年　月　日　　　　　　　　　　年　月　日

三、分级护理员标准

三级护理员标准为生活行为基本能自理者,不依赖他人帮助的老年人。

二级护理员标准为生活行为依赖扶手、拐杖、轮椅和升降等设施和需他人帮助的老年人,或年龄在 80 岁以上者。

一级护理员标准为生活行为依赖他人护理或思维功能轻度障碍者,或年龄在 90 岁以上者。

专护人员标准为生活行为完全依赖他人护理且需 24 h 专门护理者,或思维功能中度以上障碍者,或老人及其家属要求提高护理等级,在生活服务方面要求给予特殊照顾者。

四、分级护理服务内容

1. 三级护理

(1) 早晨督促老人漱口、洗脸、洗手、梳头。晚上督促老人洗脸、洗手、洗脚、清洗会阴部。

(2) 督促老人定期剪指(趾)甲,理发剃须,更换衣裤。

(3) 安排老人洗澡,每周 1～2 次,夏季气候炎热时,每日洗澡,并督促、帮助老人每日擦席。

(4) 为老人整理床铺、翻晒被褥。

(5) 每月清洗床上用品(床单、枕套、枕巾、被套)一次,保持床单位清洁。

(6) 鼓励老人到食堂用餐。

(7) 组织老人参加院内的各种康复活动。

2. 二级护理

(1) 早晨帮助老人漱口、洗脸、洗手、梳头。晚上帮助老人洗脸、洗手、洗脚、清洗会阴部。

(2) 帮助老人定期剪指(趾)甲,理发剃须。

(3) 帮助老人洗澡或擦身,每周 1～2 次。夏季气候炎热时,每日洗澡或擦身,并帮助老人每日擦席。

(4) 为老人整理床铺、翻晒被褥。

(5) 每半个月清洗床上用品(床单、枕套、枕巾、被套)一次,保持床单位清洁。必要时及时更换。

(6) 每周洗涤内衣一次(夏季每日洗),每周洗涤外衣一次。

(7) 搀扶行走不便的老人上厕所,防止其摔伤。

（8）鼓励并帮助老人到食堂用餐。

（9）餐具和茶杯严格消毒，老人的毛巾、面盆要经常清洗，便器用后及时倾倒并定时消毒。

（10）组织老人参加院内的各种康复活动。

3. 一级护理

（1）早晨为老人漱口、洗脸、洗手、梳头，晚上为老人洗脸、洗手、洗脚、清洗会阴部。

（2）经常为老人洗头，剪指（趾）甲，理发剃须。

（3）口腔护理清洁无异味，皮肤护理无压疮。

（4）为老人洗澡或擦身，每周1~2次。夏季气候炎热时，每日洗澡或擦身，并为老人每日擦席。

（5）为老人整理床铺、翻晒被褥。

（6）每周清洗床上用品（床单、枕套、枕巾、被套）一次，必要时及时更换。被褥、气垫、被单以保持清洁平整、干燥柔软。

（7）每周洗涤内衣一次（夏季每日洗），每周洗涤外衣一次。必要时及时更换。

（8）搀扶行走不便的老人上厕所，防止其摔伤。

（9）视天气情况，每天带老人到户外活动或接受光照1~2 h。

（10）饭菜、茶水供应到床边，按时喂饭、喂水、喂药等。

（11）餐具和茶杯严格消毒，老人的毛巾、面盆要经常清洗，便器用后及时倾倒并定时消毒。

（12）对痴呆老人根据情况定时巡视，防止随意外出或发生意外。

（13）对易发生坠床、座椅意外的老人，应提供床栏、座椅加绳等保护器具，以确保安全。

（14）为老人开展针对性的个体康复活动。

4. 专护

（1）早晨为老人漱口、洗脸、洗手、梳头。晚上为老人洗脸、洗手、洗脚、清洗会阴部。

（2）经常为老人洗头，剪指（趾）甲，理发剃须。

（3）口腔护理清洁无异味，皮肤护理无压疮。对长期卧床而不能自主翻身的老人，定期翻身，变换卧位，检查皮肤受压情况，防止压疮发生。

（4）做好老人大小便护理。对大小便失禁和卧床不起的老人，做到勤查看、勤换尿布、勤擦洗下身、勤更换衣被，保持老人清洁、无异味。

（5）为老人整理床铺、翻晒被褥。

（6）被褥、气垫、被单保持清洁、平整、干燥、柔软、无碎屑。

（7）为老人洗澡或擦身，每周1~2次。夏季气候炎热时，每日洗澡或擦身，并为老人每日擦席。

（8）搀扶行走不便的老人上厕所，防止其摔伤。

（9）视天气情况，每天带老人到户外活动或接受光照1~2 h。

（10）饭菜、茶水供应到床边，按时喂饭、喂水、喂药等。

（11）提供24 h专门护理，确保各项治疗护理措施的落实。

（12）细心观察并掌握老人饮食、起居及思想情绪、精神状态等情况。

（13）对痴呆老人根据情况定时巡视，防止随意外出或发生意外。

（14）餐具和茶杯严格消毒，老人的毛巾、面盆要经常清洗，便器用后及时倾倒并定时消毒。

（15）对易发生坠床、座椅意外的老人，应提供床栏、座椅加绳等保护器具，以确保安全。

（16）对患病老人严密观察病情变化，制定有针对性的护理措施，并做好记录，防止并发症的发生。

（17）为老人开展针对性的个体康复活动。

第3节 护理交班本书写

 学习目标

➤熟悉交班本书写要求。
➤掌握护理交班本书写方法。

 引导案例

某养老院共有40张床位，目前入住老人32位。今天有1位老人中午发热，体温38.5℃，经保健医生观察后，于下午15时由家属陪同去医院就医。另有2位老人因参加家里亲人聚会，向当班护士请假回家2天。现在日班与中班护士正进行交接班。

问题与思考：①说出当天实际在院老人人数。②日班护士应交班哪些内容？

护理交班记录是护理员在护理工作中将老人入住养老机构期间所发生的异常情况进行客观记录,以便使每班护理员及时了解掌握该老人的异常情况,提供有针对性的护理服务。

一、护理交班记录书写要求

(1) 交班记录每日书写,字迹端正,文字简练。

(2) 记录书写连贯,无涂改及滥用简化字现象。

(3) 记录应前后呼应,凡白班交班的老人,夜班要有观察记录,不可空项或记录其他内容。

(4) 交班内容中不应中文、英文混合书写,若有出入量记录,应量化并注明单位。

(5) 记录必须及时、准确、真实、客观。记录时间时,按 24 小时制记录,如下午 5:00 应记作 17:00。

(6) 用蓝钢(水)笔书写。

(7) 记录者签全名。

二、护理交班本记录格式

护理交班记录一般情况下由楣栏、姓名栏、交班内容栏和签名栏四部分组成,按每日班次设置相应的交班列,如三班制,则需设置三列,二班制则设置二列(见表 3—2),以便每班次护理员记录。

表 3—2　　　　　　　　　护理交班本记录格式

人员变动 床号 姓名 诊断	(白班) 总人数___(人)　入院___(人)　出院___(人) 请假___(人)　转入___(人)　转出___(人) 死亡___(人)　病危___(人)　实际人数___(人)	(夜班) 总人数___(人)　入院___(人)　出院___(人) 请假___(人)　转入___(人)　转出___(人) 死亡___(人)　病危___(人)　实际人数___(人)
(姓名栏部分)	(交班内容部分)	
签名:_____		签名:_____

三、楣栏部分书写要求

楣栏部分可设有老人的总人数、当日入院数、当日出院数、请假数、病危数、实际人数等项目。

总人数指当前所占的床位数,计算方法为:总人数=昨天总人数-今出院(死亡)人数－转出人数（本院）＋新入院人数＋转入人数（本院）。

实际人数指当前入住的老人数，计算方法为：实际人数＝总人数－请假人数（暂请假回家、住院治疗）。

填写要求为：填写完整，无空项，各项数字填写准确，不得涂改；当天项目中无数字变化的须画"0"，不应留空格或画"/"。

四、姓名栏部分书写要求

应如实书写老人的姓名、床号、诊断，此处的诊断应是医生为老人作的第一诊断。

五、交班内容部分书写要求

1. 交班顺序

（1）离开生活区的。如死亡、出院、转出、请假等。

（2）新入住生活区的。如新入院、转入、返院等。

（3）重危病人。

（4）特殊情况。如高热、呕吐、腹泻、情绪不稳定等。

2. 出院老人书写方法

应表明何时、由何人领其出院（见表3—3）。

表3—3　　　　　　　　老人出院书写示例

人员变动 床号 姓名 诊断	总人数__52__（人）　入院__0__（人）　出院__1__（人） 请假__0__（人）　转入__0__（人）　转出__0__（人） 死亡__0__（人）　病危__0__（人）　实际人数__52__（人）	
201床 张林 高血压病	今天上午10：20由其女儿办理出院手续	
签名：_____		签名：_____

3. 新入院书写要求（见表3—4）

（1）在楣栏新入院项内记录新入院老人的人数。

（2）姓名栏内记录老人的姓名、床号、诊断。

（3）在诊断下行居中部位用蓝笔标记"新"。

（4）交班记录的内容栏内记录入时间和入院方式（如步行、轮椅、推车等）、目前主要存在的护理问题、护理措施及须注意观察的方面。

表 3—4　　　　　　　　　　老人新入院书写示例

床号 姓名 诊断	人员变动	
	总人数 __51__（人）　入院 __1__（人）　出院 __0__（人） 请假 __1__（人）　转入 __0__（人）　转出 __0__（人） 死亡 __0__（人）　病危 __0__（人）　实际人数 __50__（人）	
309床 赵兵 糖尿病 "新"	1. 入院时间与方式（如上午10：20由其女儿用推车送入院） 2. 目前主要存在护理问题（如老人入院时的主要不舒适主诉或护理检查时发现的问题） 3. 护理措施（针对护理问题实施的措施） 4. 需加强观察的主要方面	
签名：_____		签名：_____

（5）新入院老人连续书写3天交班报告，第2天、第3天书写时标明为入院第2天、第3天。如第4天老人仍有异常情况存在，则继续书写交接，至老人异常情况消失后再书写1天。

4. 病情危重老人书写要求

（1）在楣栏的"病危"项内填写病危老人的人数。

（2）在姓名栏内的诊断下行居中部位用蓝笔标记"※"。

（3）客观描述病危老人的症状及提供的护理措施。

5. 发生特殊情况的书写要求

（1）交班记录的内容栏内如实描述老人出现异常情况的时间、客观症状表现及采取的护理措施。

（2）须加强注意观察及提供护理服务的内容。

6. 续页记录方法

（1）日班记录。当交班书写未写完需添页书写时，应在本页交班内容栏内的最后一行末尾注明"接下页"，在第2页的第1行交班内容栏内注明"承上页"，接着将交班内容继续写完，见表3—5和表3—6。

表 3—5　　　　　　　　　　日班续页法示例1

床号 姓名 诊断	人员变动	
	总人数 __51__（人）　入院 __0__（人）　出院 __0__（人） 请假 __1__（人）　转入 __0__（人）　转出 __0__（人） 死亡 __0__（人）　病危 __0__（人）　实际人数 __50__（人）	
8床 李×× 糖尿病	××××××××××××××××××××××××× ××××××××××××××××××××××××× ××××××××××××××（接下页）	
签名：__陈玲__		签名：_____

表3—6　　　　　　　　　　日班续页法示例2

人员变动 床号 姓名 诊断	总人数 51 （人）　入院 0 （人）　出院 0 （人） 请假 1 （人）　转入 0 （人）　转出 0 （人） 死亡 0 （人）　病危 0 （人）　实际人数 50 （人）	
	（承上页）×××××××××××××××××××× ×××××××××。	
签名：陈玲		签名：＿＿＿＿

(2) 夜班记录。因夜间老人躯体出现异常情况，在白班交班报告内容栏不够书写时，须在该页内容最后一行末尾注明"接下页"，在第2页姓名栏内重新写上该老人的床号、姓名、诊断，再在相对应行内的交班内容栏内注明"承上页"，接着将报告写完，见表3—7和表3—8。

表3—7　　　　　　　　　　夜班续页法示例1

人员变动 床号 姓名 诊断	总人数 51 （人）　入院 0 （人）　出院 0 （人） 请假 1 （人）　转入 0 （人）　转出 0 （人） 死亡 0 （人）　病危 0 （人）　实际人数 50 （人）	总人数 51 （人）　入院 0 （人）　出院 0 （人） 请假 1 （人）　转入 0 （人）　转出 0 （人） 死亡 0 （人）　病危 0 （人）　实际人数 50 （人）
301床 赵兵 高血压病	×××××××××××××××××××× ×××××××××。	×××××××××××××××××××× ×××××××××××××××（接下页）
签名：陈玲		签名：李丽

表3—8　　　　　　　　　　夜班续页法示例2

人员变动 床号 姓名 诊断	总人数 51 （人）　入院 0 （人）　出院 0 （人） 请假 1 （人）　转入 0 （人）　转出 0 （人） 死亡 0 （人）　病危 0 （人）　实际人数 50 （人）	总人数 51 （人）　入院 0 （人）　出院 0 （人） 请假 1 （人）　转入 0 （人）　转出 0 （人） 死亡 0 （人）　病危 0 （人）　实际人数 50 （人）
301床 赵兵 高血压病		（承上页）×××××××××××× ×××××××。
签名：＿＿＿＿		签名：李丽

六、签名栏书写要求

(1) 交班记录由当班护理员书写，并签全名。

(2) 不应代写、代签。

第4节 体温、脉搏、呼吸、血压的测量法

 学习目标

➢ 了解测量血压的方法。
➢ 熟悉体温、脉搏、呼吸、血压的概念。
➢ 掌握体温、脉搏、呼吸的测量方法。

 引导案例

张林，男，79岁。患有慢性支气管炎几十年，今日14：20时主诉头痛，全身无力，怕冷，气喘。

问题与思考：在护理上应怎样为张老伯提供相应的护理？

一、体温

体温是指身体内部如胸腔、腹腔和中枢神经的温度，也称为体核温度。

1. 正常体温及生理性变化

（1）正常人的体温在每天的24 h中是不恒定的，可有0.3~0.6℃的增减。

健康成人不同部位的平均正常体温如下：口腔 37℃；腋下 36.7℃（较口腔温度低0.3℃）；直肠 37.5℃（较口腔温度高0.5℃）。

（2）体温的生理性变化。体温并不是固定不变的，可随年龄、性别、昼夜、运动、饮食和情绪的变化而有所波动，但这种改变经常在正常范围内。

1）性别。一般女性的体温稍高于男性，女性在月经前期和妊娠早期体温有轻度升高，排卵期较低，这种波动主要与孕激素分泌周期有关。

2）年龄。新生儿体温易受外界温度的影响而发生变化；儿童代谢率高，体温可略高于成人；老年人由于代谢率低，故体温偏低。

3）昼夜差异。一般清晨2：00~6：00体温最低，下午16：00~18：00体温最高，但其变动范围约在0.5~1℃。

4）运动。运动时骨骼肌收缩，均可使体温略微升高。

5）饮食。进食后体温可稍升高；在饥饿、禁食等情况下体温会下降。

6) 情绪。情绪激动、精神紧张可使体温升高。

7) 外界气温。外界气温的变化可使体温产生波动。

(3) 体温计的种类。常用体温计分为口腔体温计和肛门体温计。

1) 口腔体温计。盛水银的一端较细长,可作口腔或腋窝测体温时用。

2) 肛门体温计。盛水银的一端呈圆柱形,可作肛门(直肠)测体温时用。

2. 口腔温度的测量方法

(1) 用物准备。已消毒的体温计、纱布、记录本、笔和有秒针的表。

(2) 操作方法。

1) 备齐用物,将已消毒的体温计(水银柱甩至35℃以下)等带至老人旁。

2) 向老人做好解释及了解老人基本情况,以取得老人配合。

3) 助老人取舒适的体位。

4) 告知老人体温计放入口腔舌下后须闭口,用鼻呼吸,且不能用牙咬体温计,老人理解后将口腔体温计水银端斜放于舌下,3 min后取出用消毒纱布擦拭。

5) 助老人取舒适体位。

6) 正确读取体温计度数,并记录。

3. 腋下温度的测量方法

(1) 用物准备。已消毒的体温计、纱布、记录本、笔和有秒针的表。

(2) 操作方法。

1) 备齐用物,将已消毒的体温计(水银柱甩至35℃以下)等带至老人旁。

2) 向老人做好解释及了解老人基本情况,以取得老人配合。

3) 助老人取舒适的体位。

4) 解开衣纽,擦干腋窝汗液,将体温计水银端放于腋窝深处紧贴皮肤,助老人屈臂过胸,使上臂紧贴躯干将体温计夹紧,10 min后取出用消毒纱布擦拭。

5) 助老人取舒适体位。

6) 正确读取体温计度数,并记录。

4. 肛门温度的测量方法

(1) 用物准备。已消毒的体温计(肛表)、消毒纱布、记录本、笔和有秒针的表。

(2) 操作方法。

1) 将已消毒的肛表(水银柱甩至35℃以下)等带至老人旁。

2) 向老人做好解释及了解老人基本情况,以取得老人配合。

3) 协助老人屈膝侧卧或俯卧。

4) 松开裤腰带,退裤露出臀部,将肛表水银球端滑润后轻轻插入肛门3~4 cm,

3 min 后取出用消毒纱布擦拭。

  5）助老人穿好衣裤，取舒适体位。

  6）正确读取体温计度数，并记录。

5. 测量体温的注意事项

  （1）测量体温前应先检查体温计有无破损，测量前后应清点体温计的数量。

  （2）测量前体温计水银柱须甩至35℃以下，甩时不可触及他物，防止损坏体温计。

  （3）昏迷者、痴呆者、口腔疾患者、不合作者、呼吸困难者不宜做口腔体温测量；凡老人进冷、热食品，吸烟，面颊部作冷热敷者须间隔30 min 后再测量。

  （4）过度消瘦的老人因腋窝不能紧贴体温计，一般不宜用腋下温度测量法；老人沐浴或擦浴后应稍停片刻再进行测量。

  （5）有直肠疾患、腹泻的老人不可用肛门体温测量法，老人坐浴或灌肠后须待30 min 后方可用肛门测量体温法测量。

  （6）若不慎咬破体温计而吞下水银，可立即口服大量蛋清或牛奶，使蛋白质和汞结合，以延缓汞的吸收而排出体外；还可给服大量韭菜等粗纤维能增加肠的蠕动，加速汞的排除。

  （7）切忌把体温计放在热水中清洗或用煮沸消毒法消毒，以免引起体温计爆破。

6. 体温计的消毒法（三步消毒法）

  （1）体温计先浸于第一道消毒液（2 000 mg/L 的有效氯消毒液）内浸泡5 min 后取出，将水银柱甩至35℃以下。

  （2）放入第二道消毒液（2 000 mg/L 的有效氯消毒液）内浸泡30 min 后取出。

  （3）用冷开水冲洗干净，再用消毒纱布擦干备用。

消毒液均用有盖的塑料盒盛装。

7. 体温计的检查法

将体温计的全部水银柱甩至35℃以下。放入已测好的40℃以下、36℃以上的温水中，3 min 后取出检视。凡体温计所测温度误差在0.2℃以上者，或水银柱有裂隙者均不能使用。

二、脉搏

心脏每收缩舒张1次，在外周动脉上出现1次搏动称为脉搏。

1. 正常脉搏及常用测量部位

  （1）脉搏正常值。60～80次/min。

  （2）常用脉搏测量部位。凡浅表靠近骨骼的大动脉都可以用来测量脉搏。常用的有桡动脉，其次有颞动脉、颈动脉、肱动脉、股动脉、足背动脉和胫后动脉。

2. 脉搏的测量方法

（1）用物准备。带秒针的表、记录本、笔。

（2）操作方法。

1）备齐用物携至老人旁。

2）向老人解释及了解老人基本情况，以取得老人配合。

3）协助老人取卧位或坐位。

4）卧位时，让老人手臂放于舒适位置，腕部伸展，手掌向下。坐位时让老人手臂放于舒适位置，手腕背侧垫一支撑物（脉枕），手腕伸展，手掌朝上。

5）测数时护理员将食指、中指、无名指的指端按在老人桡动脉上，用力大小能清楚触摸到搏动为度，计数 30 s，将数得的脉搏数乘以 2 即得每分钟脉搏数。脉搏异常时应计数 1 min 以上。

6）正确记录。

3. 注意事项

（1）测量脉搏前应让老人安静，如老人刚进行剧烈活动的，则应让其休息 20 min 后再测。

（2）测量脉搏时不可用操作者的拇指进行测量，因这样操作易使操作者拇指小动脉的搏动与老人的脉搏相混淆。

（3）脉搏异常的老人应计数 1 min 或用听诊器听心率代替脉搏，或二人同时测量，分别听心率和数脉搏，有条件可做心电图检查。

三、呼吸的测量

1. 呼吸的定义

机体不断从外界环境中摄取氧气并从体内排出二氧化碳，这种机体和外界环境之间的气体交换称为呼吸。

2. 呼吸正常值

健康成人呼吸为 16～20 次/min。正常呼吸是比较均匀、无声、规则且不费力的。一般情况下，脉搏与呼吸之比约为 4∶1，运动、情绪激动等可使呼吸频率加快。

3. 呼吸的测量方法

（1）用物准备。带秒针的表、记录本、笔等。

（2）操作方法。

1）备齐用物携至老人旁。

2) 协助老人取卧位或坐位，在老人安静的状态下测量。

3) 护理员测量呼吸时，手放于测量脉搏的部位，使老人感觉为帮助测量脉搏，不与老人说话，注意观察老人胸部的起伏，1呼1吸为1次。

4) 一般测量30 s，乘以2即得每分钟呼吸次数。如呼吸不规则则需测量1 min，同时应观察呼吸的深度。

5) 正确记录。

四、血压的测量

1. 正常血压及生理变化

(1) 血压的定义。血管内血液流动时对血管壁的侧压力称为血压。一般讲的血压是指动脉血压。

(2) 正常值。在安静状态下，正常成人的血压为：收缩压90～140 mmHg（12～18.7 kPa），舒张压为60～90 mmHg（8～12 kPa），脉压30～40 mmHg（4～5.33 kPa）。

(3) 血压的生理变化。正常人的血压常在较小范围内波动，并保持相对恒定。血压可随许多因素而发生改变。

1) 血压升高变化的因素。随着年龄逐渐增高血压有所升高，情绪激动时血压可暂时升高，在寒冷中血压可上升，睡眠不好时血压会稍升高等，但随着变化因素的消除，血压回归正常。

2) 血压降低变化的因素。在高热环境中血压可降低，但随着变化因素的消除，血压回归正常。

3) 不同肢体所测值亦不等。上肢比下肢血压低20～40 mmHg（2.67～5.33 kPa）；左侧上肢比右侧上肢低2～4 mmHg（0.267～0.533 kPa）。

2. 测量血压的方法

(1) 用物准备。带秒针的表、记录本、笔。

(2) 操作方法。

1) 检查血压计，备齐用物携至老人旁。

2) 协助老人取卧位或坐位，在老人安静的状态下测量，帮助老人露出上臂，必要时脱去衣袖。

3) 伸直手臂，手掌向上，使老人的上臂与心脏在同一水平。

4) 放平血压计，驱净袖带内空气，将袖带平整地缠于老人上臂，使袖带下缘距肘窝2～3 cm。

5) 打开水银槽上开关，使血压计水银柱在"0"点。

6)将听诊器置于老人肘窝肱动脉搏动明显处,关闭打气球上气门,打气至脉搏声消失后再加压20～30 mmHg。

7)缓慢开气门,使水银柱徐徐下降,注意水银柱下降所指刻度及肱动脉搏动的声音。当听到第一声响时水银柱指示的数值为收缩压,当声音突变时水银柱指示的数值为舒张压。

8)测量完毕解除袖带内余气,关闭气门,整理袖带,放入盒内。

9)将血压计盖倾斜45°,使水银柱内的汞全部回流到汞槽内,关闭汞槽开关,关上血压计盒盖。

10)正确记录所测血压,记录采用分数式,即"收缩压/舒张压",单位mmHg(kPa)。

3. 测量血压的注意事项

(1)测量前应让老人休息10 min,如刚参加过运动,则要休息30 min。

(2)测量前须检查血压计水银管有无破损,水银柱是否在零点,如不在零点,或水银柱内出现气泡,应及时更换血压计。

(3)袖带缠绕松紧要合适,不可过紧或过松。过紧测得血压偏低,过松测得血压过高。

(4)充气时不可过高、过猛,放气时速度适当,速度过快会听不清脉搏声音,速度过慢会产生静脉充血,使舒张压假性升高。

(5)由于听不清而进行重新测量时应放净袖带内空气,使水银柱降至"0"点后再测量。

(6)对于偏瘫老人应在其健侧手臂进行测量。

(7)需要较长时间测量的老人,应做到"四定":定时间、定部位、定血压计、定体位。

4. 血压计的检查和保管

(1)血压计的检查。

1)检查汞柱有无裂隙、水银柱是否在"0"点处。

2)玻璃管上端是否与外界相通。

3)橡胶管和输气球有无漏气。

4)袖带是否太宽或太窄。

(2)血压计的保管

1)血压计放在干燥的地方,平稳放置,不可竖放、侧放或倒置放置。

2)定期校验。

第5节 清洁、消毒、灭菌技术

 学习目标

➢ 了解灭菌的概念。
➢ 熟悉清洁、消毒的概念。
➢ 掌握日常用品的消毒方法。

 引导案例

老人周英,女,81岁,入住养老院已3年,今日下午15:30时腹痛、腹泻,医生诊断为细菌性痢疾。

问题与思考:养老护理员应为老人采取哪些护理措施?

一、概述

1. 清洁、消毒、灭菌的基本概念

(1)清洁。清洁是指用清水及清洁剂清除物体表面的一切污垢及部分微生物,如尘土、油脂、血迹等。

(2)消毒。消毒是指用物理或化学的方法清除或杀灭外环境中的病原微生物及其他有害微生物,将其数量减少到无害的程度。用于消毒的药物称为消毒剂。

(3)灭菌。灭菌是指用物理或化学的方法清除或杀灭物体中的所有微生物,包括致病微生物和非致病微生物。经过灭菌的物品称为无菌物品。

消毒与灭菌是两个不同的概念,消毒处理不一定都达到灭菌要求,而灭菌一定是能达到消毒要求的。

2. 消毒灭菌的意义

随着年龄的增长,老年人的机体防御能力及抵抗力逐渐减弱,易患疾病;养老机构又是集体生活的场所,一旦有某些病毒感染,老年人被感染疾病的可能性会大大增加。所以,清洁、消毒、灭菌工作在养老机构是重要的一项工作。

二、常用消毒灭菌的方法

常用的消毒灭菌方法有物理灭菌法和化学灭菌法。

1. 常用的物理灭菌法

（1）焚烧法。焚烧法是将已带病菌而又无保留价值的物品进行烧毁的一种方法。它是一种简单、迅速、彻底有效的灭菌法，但对物品的破坏性大。

1）适用范围。多用于污染的敷料、纸屑等无保留价值的物品，同时搪瓷类物品也可用火焰燃烧消毒，如坐浴盆的消毒，先将盆洗涤擦干，倒入95%乙醇少许，点燃后慢慢转动容器，使内面全部被火焰烧到，达到消毒目的。

2）注意事项。要注意安全，操作时远离易燃易爆物品如氧气、汽油等。在乙醇燃烧的过程中，不可在火焰未灭时添加乙醇，以免引起烧伤火灾。

（2）煮沸法。煮沸法是指把物品放入水中，水煮沸至100℃，保持5~10 min来杀伤细菌的一种方法。煮沸法是一种经济方便的灭菌法。

1）适用范围。煮沸消毒一般用于不怕潮湿耐高热的物品，如搪瓷、金属、玻璃等。

2）注意事项。煮沸时先将物品洗刷干净。水量需足够，物品必须完全浸没在水面以下，大小相同的物品如碗、盆等不可重叠，必须隔开。煮沸时物品不宜随时加入，必须自最后加入物品的煮沸时间算起。

（3）日光照射消毒法。日光照射法是指通过日光中的紫外线来杀灭物品表面病菌的一种方法。

1）适用范围。多用于被褥、床垫、毛毯、衣服等的消毒。

2）注意事项。将物品直接暴露在日光下曝晒，每隔2 h翻动一次，6 h即可达到消毒目的。

（4）紫外线照射消毒法。紫外线照射消毒法是通过紫外线灯管的照射来杀灭病菌的一种方法。紫外线灯管于照射物品间的有效距离不超过2 m，照射时间为30~60 min。

1）适用范围。多用于空气、床、被褥、床垫、毛毯等物品的照射消毒。

2）注意事项。不可直接照射眼睛和皮肤，对同室老人应及时告知，并可用纱布或毛巾遮盖眼睛、皮肤，以免引起眼膜炎或皮肤红斑。被消毒物品直接暴露于照射灯下，不应有其他物品遮盖。定期用95%的乙醇清洁紫外线灯管，并做记录。照射时间要足够，避免不到时间达不到消毒目的。关灯后不应立即又开灯，待灯管冷却后3~4 min再开，以免影响灯管的寿命。定期进行紫外线强度的测量，对不符合要求的灯管及时更换，确保照射消毒有效。

2. 常用的化学灭菌法

化学消毒灭菌法是指应用化学药物消毒剂抑制微生物的生长繁殖，或杀死微生物的消毒方法，常用的消毒剂主要用于皮肤、黏膜、器械、排泄物等的消毒。

常用的化学消毒剂有：

（1）2.5%～5%碘酊。用于皮肤消毒。

（2）75%乙醇。用于皮肤消毒、器械浸泡消毒30 min以上。

（3）漂白粉。常用于排泄物的消毒。

（4）含有效氯的消毒液。一般物品消毒时含有效氯溶液的浓度为250～500 mg/L。常用于地面、桌、椅、家具、餐（饮）具、便器等的浸泡消毒。

三、日常用品的消毒方法

1. 便器和排泄物的消毒

（1）便器的消毒。用500～1 000 mg/L有效氯消毒液浸泡30 min，疑有传染性疾病的则应为1 000 mg/L有效氯消毒液浸泡30 min。

（2）排泄物的消毒。常用漂白粉进行消毒处理。

粪便：以漂白粉与粪便1∶5（即1份漂白粉、5份粪便）的比例搅拌放置2 h。

尿液：1 000 mL尿液加5克漂白粉放置10 min进行消毒。

2. 餐具和茶杯的消毒

餐具应每餐消毒。茶杯应定期清洁消毒。常用的消毒方法如下：

（1）煮沸消毒15 min。

（2）蒸汽流通消毒20 min。

（3）250～500 mg/L有效氯消毒液浸泡30 min。

（4）疑有传染性疾病病菌的餐饮具采用消毒→清洁→再消毒的方法，用有效氯消毒液（浓度为1 000 mg/L）浸泡30～60 min。

3. 衣物被褥的消毒

（1）衣物的消毒。

1）日光曝晒。

2）高压蒸汽消毒。

3）250～500 mg/L有效氯消毒液浸泡30 min。

4）疑有传染性疾病的用2 000 mg/L有效氯消毒液浸泡30～60 min。

（2）被褥的消毒。

1）紫外线照射消毒30 min。

2）日光曝晒 6 h。

3）臭氧消毒。

4. 地面家具的清洁消毒

（1）地面的清洁消毒。

1）250~500 mg/L 有效氯消毒液湿式拖地或喷洒作用 30 min。

2）疑有传染性病菌的地面用 1 000 mg/L 有效氯消毒液湿式拖地或喷洒作用 30 min，每日两次。

3）喷雾消毒时，要求地面表面均匀湿透。

（2）家具的清洁消毒。

1）250~500 mg/L 有效氯消毒液湿式擦拭或喷洒作用 30 min。

2）喷雾消毒时，要求家具表面均匀湿透。

第 6 节　终期老人护理常识

学习目标

➢ 了解临终护理常识。

➢ 熟悉终期老人的护理要点及尸体料理方法。

引导案例

赵阿婆，76 岁。患肺部肿瘤 5 年。这几天生命垂危，恶液质情况加重，进入终期生命。

问题与思考：①如何为终期老人提供良好的生活护理？②如何做好终期老人的心理护理？

临终护理是对生命即将结束时所实施的一种积极的综合护理，临终关怀护理核心是"关心"，其目的是通过护理特殊手段，从生理上最大限度地解除老人的肉体痛苦、从心理上消除老人对死亡的恐惧和不安，维持终期老人的尊严，使终期老人处于亲切、温馨的环境中，能在舒适、安静和安详的环境中走完人生的最后阶段。

一、终期老人的概念和死亡分期

1. 终期老人的概念

终期老人是指由于机体衰老、疾病、不治之症等导致人体重要器官功能衰竭,生命难以维持,预期3~6个月死亡的老人。

2. 终期老人死亡分期

死亡是指生命消失,可分为三个阶段,即濒死期、临床死亡期、生物学死亡期。

(1) 濒死期。濒死是临床死亡前或临终的一种状态。

1) 心理变化。濒死期老人,由于个人的文化背景、道德修养、社会环境不同,对接受死亡的心理状态也各不相同,大多会经历五期心理变化,即否认期、愤怒期、协议期、忧郁期、接受期。

2) 临床体征。循环衰竭、肌张力丧失,各种深浅反射渐渐消失,呼吸衰竭,神志不清。

(2) 临床死亡期。临床死亡期的体征为呼吸心跳停止,瞳孔散大固定,所有反射均消失,心电图检查显示直线。

(3) 生物学死亡期。此期表现为组织细胞的代谢完全停止,即使抢救,也无复苏的希望。

二、终期老人的护理要点

1. 提供良好的生活护理

(1) 补充营养、液体延长生命。改善营养状况是提高老人生活质量的基础,因此应了解老人饮食习惯,在符合治疗原则的前提下,适量喂食、喂水,提供高热量、高蛋白流质饮食,少食多餐,必要时鼻饲饮食,保证老人的营养供给,防止虚脱、感染、压疮等并发症。

(2) 提高终期老人生活质量。加强基础护理是提高老人生活质量的前提,每天做好口腔及皮肤护理,尽可能保持老人的个人卫生;衣服被褥清洁平整,以保持老人较好的情绪和生活质量;帮助老人采取舒适的体位,并按时翻身,经常按摩受压部位,大小便失禁的老人应保持会阴部皮肤清洁、干燥,预防压疮的发生。

(3) 严密观察生命体征。根据老人躯体状况,采取舒适的体位,以保持呼吸道通畅;吸氧者应观察缺氧改善状况;神志不清者帮助老人侧卧或头偏向一侧,以利于呼吸道分泌物引流;多痰者必要时吸痰,以保持呼吸道通畅。

(4) 提供舒服的环境。居室应保持安静、空气新鲜、光照适宜,以减轻老年人感知觉的影响；对双眼半睁的老人，应用手轻轻将其眼睑闭合，按医嘱定时涂眼药膏，并用蘸有生理盐水的湿纱布覆盖；对视力丧失的老人，应用语言和触觉与其保持联系；对张口呼吸的老人应用温热的湿纱布覆盖其口部，并定时更换，减轻口腔黏膜的干燥、出血。听力往往是老人临终前最后消失的，所以，护理员讲话应清晰、语气应柔和，切忌在床旁讨论老人的病情，并劝导家属不要在老人床旁失声痛哭等，避免给老人带来不良的刺激。

2. 终期心理护理

随着社会的发展，人民生活水平的不断提高，护理服务从单纯的满足老人的生理需求不断向生理—心理—社会的服务模式转变，终期老人在此阶段更需要护理员提供生活照料和心理安抚，以减轻痛苦和恐惧。因此，护理员要了解终期老人的心理特点，有针对性地做好心理护理。终期老人的心理变化分为五期，护理员应根据终期老人不同阶段的心理特征提供相应护理。

（1）否认期。老人不承认病情恶化的事实，认为搞错了。此期老人往往十分敏感，夸夸其谈。此期护理员应给予安慰，不反驳老人，多与老人交流。

（2）愤怒期。老人对自己病情不佳的预后表示愤怒，甚至不接受各种治疗及护理，常迁怒别人，训斥周围人员。此期护理员应采取理解与宽容，不与老人争执，微笑服务、规范服务。

（3）协议期。老人经一段时间的心理适应后，已由愤怒逐渐转为妥协，心理上逐渐转为平静。此期护理员应细心照顾，尽量解除老人生理上的痛苦和心理上的恐惧。

（4）忧郁期。老人明白生命已然走到尽头，情绪极为伤感，要忍受即将与亲人永别的痛苦。此期护理员应满足老人想念亲人和朋友的愿望，尽量安排亲朋好友见面、相聚，并让家属陪伴身旁。

（5）接受期。老人已进入生命的最后阶段，此时老人面对死亡已表现平静。此期护理员要加强生活护理，经常与其交谈，尽管交谈声是微弱或模糊不清的，但对老人也是一种极大的鼓励和安慰。

三、尸体料理

1. 尸体料理的目的

（1）使尸体整洁无渗出物。

（2）放置良好易于鉴别。

2. 尸体料理的用品

尸体鉴别卡3张、棉球7～8个、绷带3根、血管钳、治疗碗、脸盆、毛巾、衣服（寿衣）、包尸单、换药盘（需要时）、敷料（需要时）。

3. 操作的方法

(1) 料理者填写3张尸体鉴别卡（姓名、性别、年龄、死亡时间、料理者姓名）。

(2) 备齐用物携至床边，劝家属离开。

(3) 移去一切治疗用品，放平尸体，头下垫枕。

(4) 用温水洗脸，口眼未闭合者轻轻助其闭合，有假牙者代为装上，整理头发，需要时剃胡须、剪指甲。

(5) 脱去衣服，依次擦洗上肢、胸、腹、背及下肢。

(6) 有伤口的尸体，更换敷料。按需用棉花堵塞尸体各孔道，以防渗液。

(7) 穿上清洁衣裤（寿衣）。可将要穿的衣服套在一起穿。

(8) 包裹尸体，用绷带固定尸体的胸、腰、踝部。

(9) 将第一张尸体卡放在右手腕，第二张置于胸部扎尸的绷带上，便于鉴定。

(10) 送太平间，第三张尸体鉴别卡置于尸屉外。

(11) 棉胎、枕芯、垫褥等在日光下晒6 h以上，或用紫外线照射40 min。床单、被套、枕套等清洗消毒。床架、床旁桌椅用250～500 mg/L含有效氯消毒液擦拭。地面用250～500 mg/L含有效氯消毒液湿拖或喷洒。

(12) 整理死者遗物。两人以上清点后交于家属，家属领取物品时，应在物品登记卡上签名。

4. 注意事项

(1) 老人死亡判断须由医生诊断，正确记录老人的死亡时间，并及时通知老人的监护人。

(2) 正确填写3张尸体鉴别卡，当医生判断老人死亡后应立即进行尸体料理，以防僵硬。

(3) 尸体料理时，应劝家属离开，并拉上幔帘，以免对同室其他老人造成不良影响。

(4) 尸体料理后应将尸体即移送至太平间，切忌较长时间地置于居室内，以免给其他老年人带来负面影响。

(5) 尸体料理时，护理员应保持严肃的态度，规范操作。

第7节 生活护理基本技能

学习目标

➢ 掌握压疮的易发部位及压疮的各期表现。
➢ 能够为老人提供足浴护理。
➢ 能够熟练进行晨、晚间护理,铺床,口腔护理,压疮预防护理,床上擦浴,更换衣物,饮食护理,排泄护理,运送老人及更换卧位等操作。

引导案例

林阿婆,86岁。入住养老院5年,患脑动脉栓塞疾病,现进入康复期。平时基本卧床休息,很少移动及起床活动。

问题与思考:①说出长期卧床老人容易发生压疮的部位。②如何预防压疮的发生?

一、晨、晚间护理

1. 晨间护理

晨间护理是老人早上起床前护理员为他们进行的日常生活照料。

(1) 目的。使老人清洁、舒适,预防压疮发生,保持居室清洁。

(2) 内容:

1) 帮助老人排便、漱口、洗脸、洗手、梳头等。

2) 检查皮肤受压情况,必要时进行擦洗和局部受压处的按摩。

3) 与老人交谈,了解掌握老人情况。

4) 必要时帮助老人更换衣物和床单。

5) 整理床单位,酌情开窗通风。

2. 晚间护理

晚间护理是指老人夜晚就寝前护理员为他们所进行的日常生活照料。

(1) 目的。使老人清洁舒适,并营造居室安静、空气流通的环境,易于老人入睡。

(2) 内容:

1) 协助老人口腔清洁、洗脸、洗手、洗脚,女性老人清洗会阴部,需要时擦(洗)

背部,进行预防压疮护理。

2) 为老人铺床盖被,取舒适体位。

3) 酌情关闭门窗,放窗帘,开地灯,关大灯,为老人营造安静舒适的睡眠环境。

4) 勤巡视、勤观察,了解老人睡眠情况,发现异常及时与医生及家属联系。

3. 帮助老人清洁脸部

(1) 目的。清洁脸部可去除眼屎、面部污渍、鼻耳内污物,使老人清洁舒适。

(2) 用物。脸盆、毛巾、温水、棉棒、护面油、必要时备石蜡油。

(3) 操作步骤。

1) 备齐用物携至老人床前。

2) 解释、说明,取得老人配合。

3) 帮助老人取坐位或仰卧位。

4) 将温水注入脸盆,测水温,毛巾浸湿后绞干包在手掌上擦洗。包毛巾法如图 3—1 所示。擦拭顺序为:内眼角→外眼角→额部→鼻翼→面部→颌部→耳→颈部。

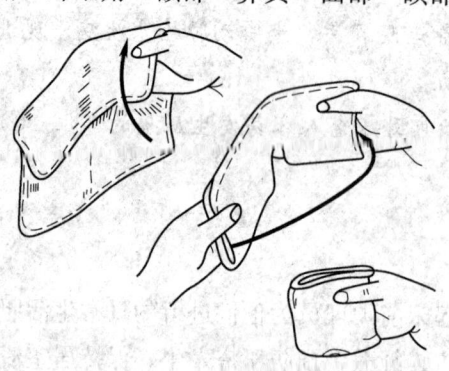

图 3—1　包手巾法

5) 擦洗后给老人涂护面油。

6) 帮助老人恢复舒适体位。

7) 整理用物,归还原处。

(4) 注意事项。

1) 脸盆、毛巾须一人一盆一巾,不可混用。

2) 擦拭时毛巾不可太湿,包毛巾时,毛巾的边不可包在给老人擦洗脸部处,防止擦洗时使老人感觉不舒适或擦伤脸部的皮肤。

3) 确保水温适宜,不可过冷、过热。

4) 擦拭时力度适中,过轻或过重均会使老人不适。

5) 眼睛有眼屎时，可用湿润的毛巾或棉棒湿润后轻轻擦拭干净。

6) 耳朵内有污物时，可用湿润的棉棒轻轻地清洗耳内污物；耳垢干硬时，用棉棒蘸石蜡油浸润 1~2 h 后等耳垢变软后再清除。

7) 鼻腔有污物时，在用面巾纸不能清除时可用棉棒蘸石蜡油涂在污垢处浸软后再清除。

4. 帮助瘫痪老人洗手

(1) 目的。清除老人手上的污垢、汗渍，保持老人手部清洁干燥；温暖老人瘫痪的手，使其暖和、舒适。

(2) 用物。脸盆、温水、毛巾、肥皂（洗手液）、纱布、护面油、滑石粉等。

(3) 操作步骤。

1) 备齐用物携至老人床前，向老人解释、说明，以取得配合。

2) 帮助老人取坐位、仰卧位或侧卧位，使其体位舒适。

3) 将温水注入脸盆，测水温，毛巾浸于水中。

4) 取侧卧位时，洗手从上侧的手开始，将老人的手泡在温水里后，从指尖向手腕部清洗，污渍难以清洗的可涂上肥皂（洗手液），洗净后再换温水清洗，用毛巾擦干。

5) 洗瘫痪侧手时，将手泡在温水里后，护理员将老人的手指慢慢地、轻轻地逐一拉开，使手掌面、指缝充分接触到水，逐一清洗干净后擦干。

6) 用滑石粉纱布夹于瘫痪侧手指间，以确保老人手皮肤清洁、干燥。

7) 帮助老人取舒适卧位。

8) 清理用物，清洗干净，物归原处。

(4) 注意事项。

1) 水温适宜，不可过冷或过热，过冷易造成老人不适，过热易造成烫伤。

2) 助老人侧卧时翻身方法正确，不可拖、拉、推或将老人手压于身体下。

3) 清洗瘫痪侧手时应轻轻地逐一拉开，并不时询问老人的感觉，避免用力过猛。

4) 为防止瘫痪侧手指关节发生废用性萎缩，可在手掌内垫置小毛巾或定期助其做康复运动等。

5. 足浴

(1) 目的。通过足浴以改善足部的血液循环，使全身保持温暖，松弛身体，易于入睡。

(2) 用物。足浴盆、毛巾、温水、润肤油、大浴巾（需要时）、癣药、热水瓶等。

(3) 操作步骤。

1) 备齐用物携至老人床前，向老人说明解释，以取得配合，并告知足浴时相关的注意事项。

2）助老人取坐位或仰卧位，体位舒适，肢体处于功能位。

3）将温水注入足浴盆，测水温（39～40℃或根据老人的耐受度，但不可超过40℃），放入毛巾。

4）取坐位时，让老人稳妥地坐在椅子上，足浴盆与老人的坐位合适，帮助老人拉起裤管，先让老人将单侧脚轻轻放入盆内，询问老人感觉，合适时再将另一脚放入盆内，浸泡15 min左右。

取仰卧位时，铺大浴巾于床尾，将适合水温的足浴盆放在大浴巾上，帮助老人屈膝，膝下垫枕以使腿固定，助其拉起裤管，慢慢将老人的一侧脚放入盆内并询问老人感觉，合适时再将另一脚放入盆内，浸泡15 min左右。足浴期间护理员应扶助老人双足，并密切观察老人的情况。

足浴完毕，擦干老人双足，放下裤管，助老人取舒适卧位。

5）清理用物，清洁消毒后归还原处。

(4) 注意事项。

1）操作前须向老人告知足浴的注意事项及出现不舒适时及时告诉护理员。

2）足浴前必须先测水温，防止造成烫伤。一般情况下水温可根据老人的个体差异而定，但糖尿病老人因感觉末梢敏感度下降，其水温不可随着老人的需求而操作。

3）足浴时间应随着老人的个体差异而定，遇有老人不舒适时应立即停止。

4）老人足浴过程中，护理员须守护在旁，严密观察老人的足部情况及全身情况，遇有异常及时停止足浴，并与医生取得联系。

5）如足浴时需中途添加热水，须将老人的双足移出足浴盆，加入热水后测温，水温适宜后再将老人的脚慢慢放入足盆。

6）足浴后可涂润肤油，防止老人脚部皮肤干燥。

二、口腔护理

1. 老年人的口腔特点

老年人因牙齿变松，食物残渣易残留，使牙龈炎发病率上升；又因牙齿松动、脱落，使咀嚼能力大大下降，易发生营养不良；再因老年人唾液分泌明显减少，口腔内冲洗作用、自洁作用、抑菌作用亦相应降低。因此，做好老年人的口腔护理有利于老年人的舒适和健康。

2. 漱口液的选择

(1) 生理盐水。清洁口腔，预防感染。

(2) 贝氏溶液。轻微抑菌，除臭。

(3) 冷开水。清洁口腔。

3. 帮助老人漱口

(1) 目的。漱口能除去口腔内的食物残渣和碎屑，保持老人口腔清洁。

(2) 用物。口杯、温开水或漱口液、毛巾、接水杯，必要时备吸管。

(3) 操作步骤。

1) 备齐用物携至老人床边，做好解释说明，以取得老人配合。

2) 漱口杯内倒入温开水或漱口液，告知老人漱口的方法，需反复鼓漱，然后吐入接水杯内（昏迷老人禁用）。

3) 反复多次漱口，直至口腔清洁。

4) 帮助老人清洁面部，整理用物，将其清洁消毒后归还原处。

(4) 注意事项。

1) 有义齿的老人，漱口前应取下义齿，在流动水下清洁。

2) 漱口水宜少量，反复多次，以清除残留在牙间隙、唇颊沟、牙颈部的食物残渣和碎屑。

4. 帮助老人刷牙

(1) 目的。刷牙是口腔卫生中有效的方法之一，通过刷牙能去除口腔中的食物碎屑、软垢、菌斑，同时对牙龈还有按摩作用。

(2) 用物。选择牙刷时，应选择牙刷头不超过 3.5 cm、毛束高度 1 cm 左右、刷毛为软毛的牙刷，选择带一些治疗及预防性的药物牙膏。

(3) 刷牙次数、时间。一般情况应每天早晚各刷 1 次，特别是夜晚刷牙显得更重要，因夜间人们在睡眠时口腔处于静止状态，唾液分泌大大减少，再加上食物碎屑发酵，使细菌繁殖。

(4) 刷牙方法。应采用竖刷法。刷上牙时，刷毛由上至下刷动，刷下牙时，毛由下向上刷动，把牙齿的唇颊面全刷到。刷牙时用力要适度，动作应轻柔缓慢，以促进牙龈的血液循环。切忌采用横刷法，这样既不能有效清除牙缝中的污垢，又会损伤牙齿和牙龈，造成牙龈萎缩、牙体颈部缺损等。

5. 老人义齿的清洁

(1) 目的。保持义齿的清洁。

(2) 用物。牙刷、牙膏、杯子 2 只、毛巾。

(3) 操作步骤。

1) 备齐用物，向老人解释说明，以取得配合。

2) 告知老人取下义齿，老人不能自行取下时，则帮助老人将义齿取下，放入杯中在流动水下清洗。

3) 用牙刷采用竖刷法将义齿清洗干净，老人不用时放入冷开水内浸泡备用。

（4）注意事项。应选择牙刷头超过3.5 cm、毛束高度1 cm左右、刷毛为软毛的牙刷，应选择带一些治疗及预防性的药物牙膏。

6. **卧床老人的口腔护理**

（1）目的。口腔护理是用于患有口腔疾患或生活不能自理老人的护理操作，可使老人口腔保持清洁、湿润、防止口臭、促进食欲，同时观察老人口腔黏膜的变化，防止细菌的感染和并发症的发生，提高老人的机体抗病能力。

（2）用物。消毒棉棒16～18根、弯盘、治疗碗、压舌板、毛巾、手电筒、漱口杯、吸管、棉签、漱口液及各类外用药酌情选用（如石蜡油、西瓜霜等）。

（3）操作步骤。

1) 备齐用物携至老人床边，向老人做好解释工作，以取得配合。

2) 协助老人侧卧或头偏向一侧（面向操作者），颈下围垫干毛巾，弯盘置口角旁，如图3—2所示。

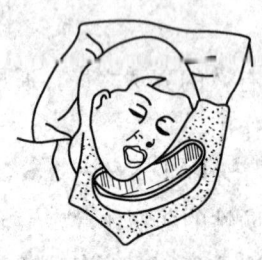

图3—2　将毛巾弯盘置口角旁

3) 用生理盐水棉棒擦拭老人双唇，使其湿润。

4) 用吸管协助老人漱口两次，告知老人漱口方法，并将漱口水吐在弯盘内。

5) 观察口腔情况，有义齿者应取下义齿，将义齿刷干净后放在冷开水中备用。用生理盐水棉棒，先擦洗上下门齿外面。嘱老人张口擦洗左侧牙齿内面、咬合面和外面。同法擦洗另一侧。然后擦洗硬腭部、舌面、舌系带。

6) 用电筒检查口腔是否清洁、黏膜有无破溃。用吸水管协助老人漱口。黏膜有破溃者按医嘱正确涂药。

7) 用颈下围垫的毛巾擦净口角水迹，口唇干燥或干裂者可涂石蜡油。

8) 清点棉棒数并查检棉棒头部的棉花是否齐全，如有缺少应及时查找，避免遗漏在老人口中。

9) 撤去毛巾，清理用物，整理床单位。

10) 整理用物，清洁、消毒后备用。

(4) 注意事项。

1) 告知老人漱口的方法，昏迷老人禁止漱口。

2) 棉棒不可过湿，避免滴水流入气管引起呛咳。

3) 擦拭时应沿牙齿纵向擦洗，擦及硬腭部时勿触及咽部，以免引起恶心。

4) 正确涂药，涂药后告知老人不可马上喝水，避免涂的药不起作用。

5) 棉棒擦拭时，棉棒的棒端不可触及老人的牙齿，以避免引起损伤。

三、皮肤护理的基本技能

头发护理是使长期卧床的老人头发干净、整齐，让老人感到清洁、舒适的一种护理操作。

1. 床上梳头

(1) 目的。为卧床老人梳头可使老人头发通顺、清洁、舒适、美观，还可按摩头皮，促进头皮的血液循环。

(2) 用物。毛巾、梳子、纸袋、必要时备30%乙醇。

(3) 操作步骤。

1) 铺毛巾于枕头上，将老人的头转向一侧。

2) 将头发分成两股，左手握紧一股，由发根逐渐梳到发梢，遇有打结时，可将头发绕在食指上慢慢梳，如头发打结，可用50%乙醇湿润后再慢慢梳理。

3) 按同样的方法梳理另一侧。

4) 撤下治疗巾或毛巾，将脱发放于纸袋中并弃之。

2. 床上洗头

(1) 目的。洗发可除去头皮污秽和头屑，增加头皮血液循环，使老人头皮清洁、舒适，头发整齐。为长期卧床老人洗头，常采用扣杯式洗头。

(2) 用物。毛巾两条、橡皮单、浴巾1条、脸盆、水杯、纱布或眼罩、棉球2只、纸袋、洗发液、梳子、水桶、水壶内盛40~50℃温水、电吹风。

(3) 操作步骤。

1) 将用物备齐携至老人床旁，向老人做好解释工作，以取得配合。

2) 根据季节关门窗，室温以24℃左右为宜。

3) 移开床旁桌椅，根据需要协助其排便。

4) 协助老人屈膝仰卧，头靠近床边。

5）将枕头置于肩下并在枕头上放小橡皮单和浴巾，在颈下放脸盆及扣杯使老人头部枕于脸盆及扣杯上，如图3—3所示。

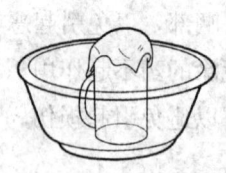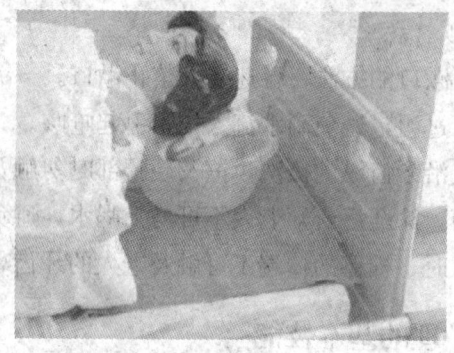

图3—3 老人头部枕于扣杯上

6）解开衣领，颈部围毛巾。

7）两耳用棉球塞住，双眼用纱布遮盖。

8）护理员尽可能靠近老人站立，松开老人头发，测温后将头发用温水冲湿，涂洗发液，用双手按顺序轻轻揉搓洗净头发，再用清水冲洗干净。

9）取下塞耳棉球及遮眼纱布。

10）撤去脸盆及扣杯，将枕连同橡皮单、浴巾一起拉至老人头下，助老人躺卧舒适。

11）用毛巾将头发包住。用洗脸毛巾擦干老人的脸、耳、颈部，撤去颈部毛巾后再用浴巾擦头发，并用电吹风机吹干头发，梳理整齐。

12）协助老人取舒适卧位。

13）整理用物。

（4）注意事项。

1）操作前控制掌握室温，注意保暖。

2）操作时动作要敏捷、轻柔，时间不可过长。

3）掌握水温，避免直接将水浇至头皮，造成烫伤。操作时防水流入眼内、耳内及沾湿衣领、床单。

4）操作中要时刻观察老人面色、呼吸等情况，如有异常立即停止操作。

5）操作过程中要确保老人体位舒适。

3. 床上擦浴

（1）目的。床上擦浴是为了清洁皮肤。

（2）用物。浴巾一条、脸盆2只、毛巾3块、水桶2只、50℃温水、清洁衣裤1套、爽身粉、水杯、吸管、便器（加盖布）、梳子、剪刀。

(3) 操作步骤。

1) 携用物至老人床旁，水杯内倒开水备用，向老人做好解释工作，以取得配合。

2) 关闭门窗，调节室温在 22~25℃，根据老人需要给予便器。

3) 将脸盆放于床旁椅子上并倒入 50℃ 左右的温水，将浴巾铺于老人头下，毛巾浸湿后拧干，依次为其洗脸、耳后及颈部，污垢多的老人可酌情用浴皂，取下浴巾。

4) 助老人脱去上衣（先脱健侧，后脱患侧），露出近侧肢体，将浴巾半铺半垫于肩臂下。用湿毛巾擦洗（见图 3—4），注意擦洗腋窝处，再用浴巾擦干。

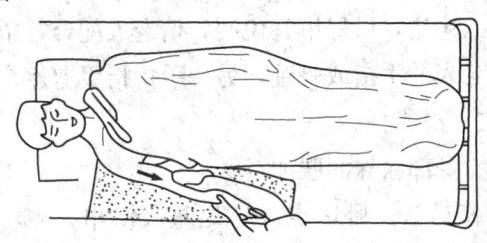

图 3—4　湿毛巾擦拭方法

5) 用同法擦洗另一侧上肢。

6) 更换热水，用浴巾遮盖胸腹部，擦洗胸腹部。协助老人翻身侧卧（脸背向操作者），将浴巾半铺半盖于老人背后、臀部，用湿润的毛巾擦洗颈后、背部及臀部。在骨突出部位注意按摩，并在受压部位涂爽身粉。

7) 助老人穿衣（先穿患侧，再穿健侧）。

8) 助老人脱裤，换盆、换水、换毛巾擦洗会阴（老人能动者自己擦）。

9) 露出一侧下肢，将浴巾半铺半盖于腿下。按内踝→腹股沟，外踝→臀部外侧，足跟→臀部的顺序擦洗。另一侧下肢按同方法擦洗。擦洗完毕后更换清洁裤子。

10) 将浴巾稍拉下，脚盆放于浴巾上，清洗双脚，擦干双脚，撤脚盆及浴巾。根据需要修剪指（趾）甲、梳头。

11) 整理床铺，助老人取舒适体位。

(4) 注意事项。

1) 根据老人的身体、精神状况进行擦洗，不可勉强。

2) 注意水温、室温，操作时注意老人保暖，防止受凉。

3) 擦洗用力均匀、轻柔、敏捷，不使老人过于劳累。

4) 擦洗所用肥皂应避免选用刺激性强的肥皂，换水次数根据老人皮肤清洁度来定。

5) 擦洗时先用湿毛巾擦洗两遍，拧干毛巾后再擦洗一遍，最后用大毛巾边按摩边擦干。擦下肢时要确保前、后、外侧、内侧均擦干净。

6)擦洗过程中要严密观察老人的全身情况及皮肤情况。如身体不适应立即停止操作,如发现皮肤有发红等情况,应及时处置。

4. 帮助老人修剪指(趾)甲

(1)目的。修剪指(趾)甲,使指(趾)甲长短适度,防止老人指(趾)甲变形或因嵌甲而引起甲沟发炎等。

(2)用物。指甲剪、小锉刀、润肤油,按需备大浴巾、脸盆、毛巾、温水。

(3)操作步骤。

1)备齐用物携至老人床边,做好解释说明,请老人配合,帮助老人露出手指和脚趾。

2)护理员一手握住老人的手指或脚趾,另一手持指甲剪逐个修剪指(趾)甲成弧形,剪毕后再用锉刀轻磨使之平滑光亮。

3)需要时助老人手、足部涂抹润肤油。

4)灰指甲或厚茧的修剪法。卧床老人床尾垫大浴巾,先将老人双足浸泡于温水中10~20 min,擦干后再修剪。

5)将剪下的指(趾)甲集中包于纸内。

6)整理用物,物归原处。

(4)注意事项。

1)修剪指(趾)甲不可过短或过长,过短易造成嵌甲,过长易抓伤皮肤。

2)冬季指(趾)甲硬而难修剪时可用温水泡后再修剪,浸泡时注意水温,防止烫伤。

3)灰指甲修剪时注意顺序。先修剪无灰指甲的老人,最后修剪有灰指甲的老人,修剪后应对指甲剪进行消毒,操作者的手须清洗干净,防止交叉感染。

5. 帮助老人剃须

(1)目的。使老人容貌整洁、舒适。

(2)用物。治疗盘、脸盆、剃须刀、肥皂液、毛巾、围巾、面霜、75%乙醇。

(3)操作步骤。

1)备齐用物携至老人床前,向老人说明解释,以取得配合。

2)老人取坐位,剃须刀用75%乙醇棉球消毒。

3)脸盆内倒入50℃的温水,将毛巾放入脸盆内。

4)用围巾围在老人头颈部,把热毛巾拧干后捂在胡须上1~2 min,涂上肥皂液。

5)在剃须时热毛巾随着剃须刀、刀面的移动而逐渐移动,从鬓角处自上而下,然后沿嘴唇、下巴逐步剃干净,剃须时用力勿过度,以免刮伤皮肤。

6)刮净脸后,用热毛巾擦净脸部,涂上面霜。

7)整理用物,归还原处。

（4）注意事项。

1）操作过程中如老人欲咳嗽，应停止操作，待咳嗽消除后再进行操作。

2）操作中若损伤皮肤，应及时处理。

3）剃须也可使用电动剃须刀。

6. 帮助老人洗澡（浴室）

（1）目的。洗澡能保持老人皮肤清洁卫生、使老人感到舒适。

（2）用物。干净衣物，小毛巾两块，大毛巾一块，洗澡椅、沐浴露、洗发露、电吹风、温开水，按需备50%乙醇及爽身粉。

（3）操作步骤。

1）备齐用物携至浴室，向老人做好说明解释，以取得老人配合。

2）调节浴室室温，用轮椅将老人转移至浴室，帮助老人脱去外套（偏瘫老人先脱健侧肢体，再脱患侧肢体）；将老人转移至洗澡椅上，必要时实施保护工具，确保老人安全。

3）测水温适宜，先助老人洗头，告知老人闭眼，涂洗发露后用水洗干净，擦干。

4）助老人洗脸（方法同洗脸法）。

5）用温水助老人淋湿全身，冲淋时，护理员手不离水，防止老人烫伤，温水冲淋至老人全身皮肤有暖和感，涂沐浴露于全身，搓洗干净后温水冲淋，擦干。

6）助老人穿衣裤（偏瘫老人先穿患侧肢体再穿健侧肢体）。

7）用电吹风吹干老人头发后将老人转移至居室。

8）助老人饮水，并使老人卧床舒适。需要时做好皮肤按摩等预防压疮护理。

9）清理用物，归还原处。

（4）注意事项。

洗澡后为卧床老人更衣时，要将老人的肢体放在功能位置，同时根据季节、天气变化，随时添加衣物，防止老人受凉。

7. 指导帮助老人穿脱衣裤

（1）穿套头上衣。

1）助老人取坐位或仰卧位，并保证坐位安全。

2）先穿患侧肢体，再穿健侧肢体，帮助老人将衣服套入上身，向下拉平衣服。若老人手不能自行伸入衣袖，则操作者的手穿入衣袖口内一手助拉老人的手，另一手向上拉衣袖，向下拉平衣服。

（2）穿开襟上衣。助老人取仰卧位或背对着操作者。仰卧位时助老人双手交叉于胸腹部，将左侧衣袖从老人腰际处穿过后置于老人左侧手腕处，拉开衣袖将老人左手伸入左袖，右侧同法伸入后，护理员两手持衣领向上拉使上衣拉平，系纽扣。

(3) 帮助老人穿裤。护理员站在老人右侧，右手从裤脚口伸入至裤腰部伸出（见图3—5），再将另一裤脚口套入同一手上，从裤腰部伸出。先将裤脚套入老人左侧的脚或患肢，再套入近侧或健侧的脚。拉住裤腰提至老人的臀部，抬高老人臀部，拉上裤子，系好腰带或拉上拉链。

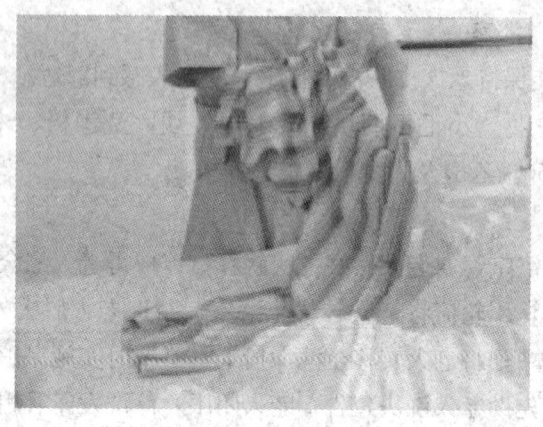

图3—5 穿裤法

(4) 脱套头上衣。

1）助老人取坐位或仰卧位，并保证坐位安全。

2）先助老人脱下近侧衣袖或健侧肢体的衣袖，再脱对侧肢体或患侧肢体的衣袖，并将衣服从头颈部脱下。

(5) 脱开襟上衣。

1）助老人取坐位或仰卧位，并保证坐位安全。

2）解开老人上衣纽扣，先脱近侧或健侧肢体的衣袖，再脱对侧肢体或患侧肢体的衣袖，将衣服拉出。

(6) 帮助老人脱裤。拉幔帘，助老人松腰带、抬高臀部，裤子两侧同时向下拉。

对瘫痪老人，在更换衣裤时，要注意"脱健着患"的原则，即脱衣裤时，先脱健侧肢体，再脱患侧肢体；穿衣裤时，先穿患侧肢体，再穿健侧肢体。

四、压疮的预防及护理

压疮是因局部组织长期受压，血液循环障碍，不能供给皮肤和皮下组织所需的营养，而导致局部组织缺血、坏死、溃烂的现象。

1. 压疮发生的原因

压疮发生的原因主要有长期卧床，经久不改变体位，使局部组织受压过久。常见于昏迷、瘫痪、极度消瘦的老人；皮肤经常受潮湿、摩擦等物理性刺激，如大小便失禁、出汗过多、床单有皱褶等；使用夹板衬垫不当、松紧不适宜时，使局部组织血液循环不良而导致；全身营养缺乏，如年老体弱、营养不良、水肿等。

2. 压疮的好发部位（见图3—6）

压疮容易发生在身体受压和缺乏脂肪组织保护、无肌肉包裹或肌肉层较薄而支持重量较多的骨突处。卧位时，如枕部、耳廓、肘部、肩胛部、脊柱、尾骶部、髋部、膝关节的内外侧、外踝部、足跟部等处易发压疮。坐位时，尾骶部、两侧髂部等处易发压疮。

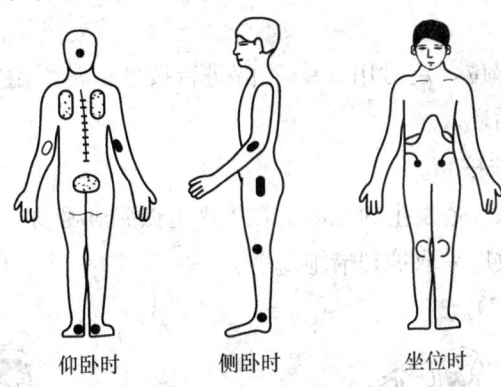

图3—6 压疮的好发部位

3. 压疮的处理

发生压疮后，应加强治疗和护理，增加全身营养，根据症状分期有针对性地采取相应的治疗、护理措施。

（1）淤血红润期。局部软组织受压，出现暂时性血液循环障碍。表现为红、肿、热、麻木或有触痛等症状。此期应积极采取预防措施，定时翻身、局部按摩，以改善血液循环，防止继续发展。

（2）炎性浸润期。红肿部位如继续受压，血液循环得不到改善，皮肤由红色变成紫红色，压之不褪色，并有水泡形成，可露出红润的创面，有疼痛感。此期在处理上：如出现水泡，可在无菌技术操作下抽出泡内渗液，涂药后敷无菌纱布；加强翻身，局部垫气圈或使用气垫床。

（3）溃疡期。此期应清洁创面，除腐生新，促使愈合。创面伤口换药；创面感染时，根据医嘱使用抗菌药液清洗创面或敷在伤口上。也可用红外线照射法，利用红外线的温热作用来促进血液循环和新肉芽组织的生长。

4. 预防压疮的主要措施

（1）避免局部长期受压。对长期卧床、老年体弱、瘫痪、不能自行翻身的老人，一般每2h翻身一次,最长不能超过4h。有条件的可在骨突处垫以棉垫圈或铺气垫床。

(2) 对使用夹板、骨折牵引的老人,应随时观察局部皮肤和指(趾)甲的颜色、温度变化,必要时定时放松。

(3) 避免潮湿、摩擦和排泄物的刺激。床铺保持清洁、干燥、平整、无皱褶,对大小便失禁的老人应及时更换干净衣裤,使用便盆时要充分抬高老人的臀部,不可硬塞、硬拉。

(4) 增加营养的摄入。给长期卧床的老人以高蛋白、高维生素、高热量的饮食,以增加机体的抵抗力。

(5) 经常检查受压部位,定时用50%乙醇进行按摩;常用温热水擦背或热敷受压部位,以改善局部的血液循环。

5. 翻身、支垫和手法按摩

压疮的预防在于消除压疮发生的原因。在护理上做到勤翻身、勤擦洗、勤按摩、勤整理、勤更换,并严格细致地采取护理措施。

(1) 翻身(见图3—7)。

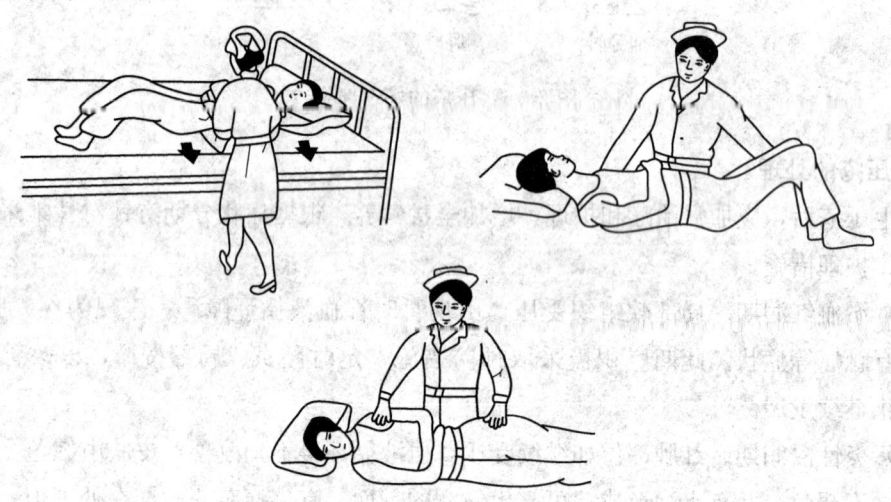

图3—7 帮助老人翻身的方法

1) 翻身时避免拖、拉、推等动作,防止擦破皮肤。

2) 每2~4h翻身一次,最长不得超过4h。

3) 操作者掌握节力原则。

(2) 支垫。

1) 垫子大小合适、所垫部位与垫子形状相匹配。

2) 垫子材料应选择透气好、质软的材料制作,禁用橡胶、塑料等不透气材料。

3)使用气垫床时要注意充气量,不可过满或过少。

4)在骨突处垫以棉圈或铺气垫床。仰卧位放置部位:双侧肩胛骨、双侧肘部、尾骶部、双侧足跟部等。侧卧位:耳廓、肩峰、髂前上棘、膝关节内外侧、内外踝等,如图3—8所示。

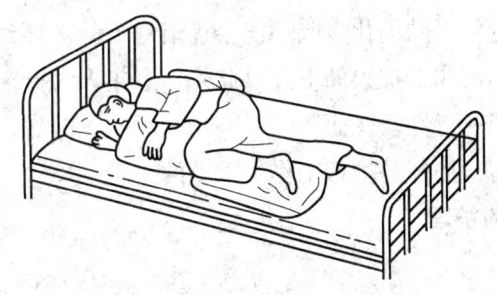

图3—8 侧卧位垫圈放置法

(3)按摩。

1)用物。护理车、50%乙醇、滑石粉、热水、棉圈、棉垫圈适量,有条件者使用充气垫床。

2)操作步骤。

①核对、解释、助老人侧卧,暴露受压部位,注意保暖,观察全身情况。

②用温热水擦背部两遍。

③用热毛巾敷背部受压部位(肩胛骨、尾骶部、臀部)。

④按摩。双手大小鱼际沾50%乙醇少许,做向外环状按摩,每次3~5 min,反复多次。全背按摩顺序为:臀上方→沿脊柱旁向上→肩部→转向下至腰部,向上用小鱼际,向下用大鱼际,按摩两遍。按摩手法如图3—9所示。骶尾部用手掌(鱼际间)按摩3 min。按摩背部后用滑石粉涂均。

用按摩器按摩时,根据不同的部位,选用适宜的按摩头紧贴皮肤进行按摩。

(4)注意事项。

1)对长期卧床、年老体弱、瘫痪、昏迷、不能自行翻身的老人,一般每2 h翻身一次,最长不能超过4 h。并填写翻身卡。

2)按摩时动作要轻柔,由轻到重,由重到轻,手法要正确、到位。

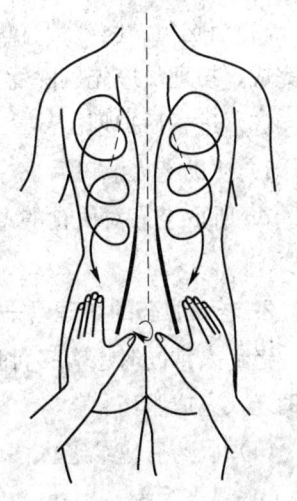

图3—9 按摩手法

3）放置棉垫圈时，应与身体受压部位对应。

4）加强营养，增强抵抗力，提供高蛋白、高维生素饮食。

五、饮食和用药护理

随着年龄的增长，老年人的消化吸收功能会逐渐地下降，导致老年人所摄取的食物不能被机体有效利用，引起机体抵抗力的下降；此外，老年人常同时患有多种疾病，由于各脏器的生理功能逐渐出现退行性改变而影响了药物的吸收、分布、代谢和排泄。因此，老年人的饮食和安全的用药与护理是护理工作中重要的一项。

1. 老人进餐前中后的护理

（1）进餐前护理。

1）保持进餐环境的整洁，空气新鲜无异味，安静无噪声。

2）对于自理老人，督促或协助其清洗双手，对于喂食老人可擦拭其双手，让老人做好进餐前的准备工作。

3）根据老人身体情况，为老人取坐位或半坐位。老人自己进餐时，为其准备床前桌。

4）护理员清洗双手，将饭菜端至老人桌旁，介绍菜肴。

（2）进餐中护理。

1）进餐时，提醒老人进餐时要细嚼慢咽，注意进食安全；并观察老人进食情况。

2）对卧床或不能自行进食的老人应采取喂食法。喂食时将老人的头转向一侧，颈下铺毛巾，喂食速度适中，温度要适宜，每次小口喂；对进流质的老人，如可用吸管吸入的则用吸管；对易呛咳的老人，应将其头稍抬高，小口缓慢喂入。

3）当吃鱼、肉等带有鱼骨、骨头的菜肴时，若老人无法自行剔除或因视力欠佳而无法完成，护理员应先剔除后再将菜肴端给老人。

（3）进餐后护理。

1）协助老人漱口后擦净嘴部、收拾碗筷、清洁桌面。必要时做记录。

2）听取老人对伙食的意见，并及时与食堂取得联系，以改善饭菜质量，满足老人的需要。

2. 老人服药的护理（一般药物）

老年人常同时患有多种疾病而服多种药物，因此护理员应遵医嘱，按时、按量协助或帮助老人完成服药。

（1）服药后应给老人多饮水，有利于药物溶解吸收和排泄。一般服药用水量以50～100 mL温水为宜。

（2）服药时尽量让老人取坐位或半坐卧位，以利药物进入胃部；若帮助长期卧床的老人服药，应使其多饮水，防止药物停留在食道内不能发挥药物作用。

（3）大多数药物在饭后 1~2 h 服用，既利于药物吸收，又可避免药物对胃的刺激。

（4）对呼吸道黏膜起安抚作用的止咳糖浆及需口内溶化的药片，服后不宜立即饮水；健胃药宜在饭前服用；维生素类药物可在饭时服用。

（5）对某些易引起尿液、粪便颜色改变的药物要尽早告知老人，防止老人恐惧、害怕。如口服硫酸亚铁可使粪便变黑，安络血可使小便颜色变红等。

（6）对自行服药的老人，服药后协助老人做好标记，以防老人记忆力差而过量用药。

3. 服用特殊药物的注意事项（抗生素、洋地黄制剂、镇静安眠药、泻药）

（1）对某些易引起不良反应的抗生素药物，要注意观察，防止不良反应的发生，如磺胺类药物等。

（2）服用洋地黄制剂时注意老人的心率和视物颜色，如心率减慢应告知医生；告知老人一旦出现黄视、绿视应即向医生或护理员反映，防止中毒。

（3）服用安眠药物时，要观察老人是否将药物全部吞下，老人将药物服下再离开。

（4）老人服用泻药时要观察排泄的量，防止丢失大量水分而引起脱水。

六、排泄护理

老年人随着年龄的增长，机体调节功能也随着逐渐减弱，或因疾病而出现排泄功能出现异常。如便秘、腹泻、尿失禁等，这给老年人心理上造成很大的压力，因此护理员需尽力给予帮助，做好老年人便秘、腹泻、尿失禁的护理及帮助老人更换尿布。

1. 便秘的预防护理（腹部按摩、开塞露）

便秘是指粪便在肠腔内滞留时间过久，水分被过量吸收，使粪便过于干燥硬结而排便困难。便秘是老人常见的症状，它与平时食用纤维素性食物、蔬菜、水果少有关，同时也与年老体弱，膈肌、腹肌等肌肉参与排便的功能下降及胃肠蠕动减慢有关，也与对排便反应的敏感性降低和老人活动少等有关。如在平时适当预防，便秘是可以避免的。

（1）便秘预防护理方法。

1）了解便秘原因，采取相应措施。

2）调整饮食，适当增加芹菜、韭菜、菠菜等含纤维素多的食物，多吃水果。

3）每天早晨起床后饮一杯淡盐水或温开水，以保证水分，软化大便。平时应增加饮水量。

4）鼓励老人在身体状况允许的前提下尽可能多活动，不能活动的老人应采取被动活动，以促进肠蠕动。

（2）腹部按摩法。每天起床前和睡前用双手自右向左揉腹部数十次，促进肠蠕动。

（3）开塞露法。使用前先将开塞露头部的盖子揭掉（见图3—10），为使之光滑，先挤出少量液体润滑开塞露出口的头部，再轻轻插入肛门后挤尽开塞露内的液体。当老人感受到便意感且不能忍受时，再行大便。

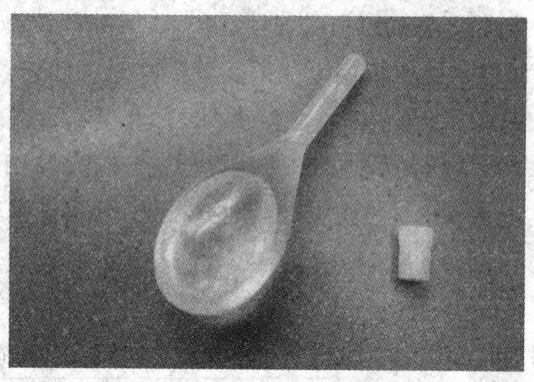

图3—10 开塞露

2. 腹泻的护理

腹泻是由于消化功能降低、肠的蠕动过快而形成排便次数增加、粪便稀薄的现象。腹泻对老人而言，可带来营养和水分大量丢失，严重者可危及生命。腹泻由很多因素造成，如消化系统功能减退、饮食不当、消化道某些疾病、滥用药物及精神心理因素等。老人腹泻应观察其大便颜色、性质、量、气味，并将观察情况告诉老人家属及医生。

（1）饮食护理。老人应选择营养丰富、易消化、少渣少油的半流食物。腹泻严重时可食用清淡米汤或暂时禁食。腹泻后极易造成体内水分丢失，所以要补充水分，喝开水、吃水果等。根据情况也可适当喝些淡盐水，以防脱水。严重时，给予静脉补液。腹泻恢复期可给予少渣少油的面条、稀粥等半流食品，腹泻停止后，应吃软饭、面包等软食食品。

（2）皮肤护理。老人腹泻后，肛门周围皮肤会因稀便的频繁刺激而出现发红甚至破损。因此，每次便后应用温水清洗肛门周围皮肤，同时可进行热湿敷，1~2 min更换一次热敷料，共5~6次，然后用软毛巾吸干，擦皮肤皱褶处的时候要轻，防止加重皮肤的破损，必要时局部涂5%的鞣酸软膏，以防皮肤破溃、感染。腹泻严重时，清洗后局部使用红外线灯照射，每日2次，每次20 min，保持皮肤干燥。对老人腹泻疑有传染病的，应进行消化道隔离，大便应经消毒处理后才能倒弃。

3. 尿失禁护理（皮肤护理、尿布、便器使用）

尿失禁是指老人不能自我控制排尿，尿液不由自主地流出。它是由某种疾病所引起的一种症状，其原因与排尿器官功能减退、急性泌尿系统感染、昏迷、瘫痪、精神心理因素等有关。尿失禁的老人在心理上压力很大，身体上也感到痛苦，护理员要耐心地护理他们，减轻他们心理上的压力和身体上的痛苦。

(1) 皮肤护理。

1) 保持局部皮肤的清洁、干燥，及时更换尿布或定时授盆器。

2) 每次更换尿布时用温热水擦拭或清洗，或每日用温水清洗会阴部及肛门周围 1~2 次，减少尿液对局部皮肤的刺激，以减少皮肤的感染及压疮的发生。

(2) 尿布更换。

1) 将用物准备后携至老人床边，做好告知解释工作，以取得配合。

2) 调节室温，掀开一侧被褥，解开污尿布后对折于臀下。

3) 用温热湿润的毛巾清洁臀部，取下污尿布，垫干净尿布于臀下并包扎好尿布。

4) 拉好被褥，整理用物，洗手。

(3) 便器使用。长期卧床神志清醒的老人，可在男性老人床前放置尿壶，女性老人床旁放置便盆。便盆使用时应一手将老人的臀部抬高，另一手持便盆将宽边面朝向老人的臀部。尿壶、便盆应及时倾倒、清洗、擦干、备用，并定期消毒。

七、整理床铺

1. 无人床的铺设及注意事项

(1) 目的。保持床单元舒适、整洁、供新入院老人使用。

(2) 用物。棉胎（毛毯）、枕芯、大单、被套、枕套、护理车等。

(3) 操作步骤。

1) 将所用物品放入护理车，推至床尾。

2) 移床旁桌距床 20 cm，移椅子至床尾正中距床 15 cm，将所备用物按使用顺序放于床尾椅子上。

3) 翻床垫、铺床褥。站在床右侧先将床垫对折起，可以自床头向床尾或者自床尾向床头翻过另一半床垫，铺上床褥，其上缘紧靠床头。

4) 铺大单。

①大单中线对准床中线、正面向上放于床褥上。

②一手托起床垫，另一手将大单平行塞入床垫下。一手压住床角，另一手在离床头约 30 cm 处向上提起床单边缘，使其以床为界与床边呈一等边三角形，先将下半部分平塞入床垫下，再塞上半部分，完成右上角的铺法，如图 3—11 所示。至床尾垂直拉紧被单，用同法铺好右下角。再将床中间大单沿床边拉紧，双手掌心向上，平行将大单塞入床垫下。

③同样方法铺对侧左上角、左下角和中间。

要求床头床尾包紧，床单平整，无皱褶。

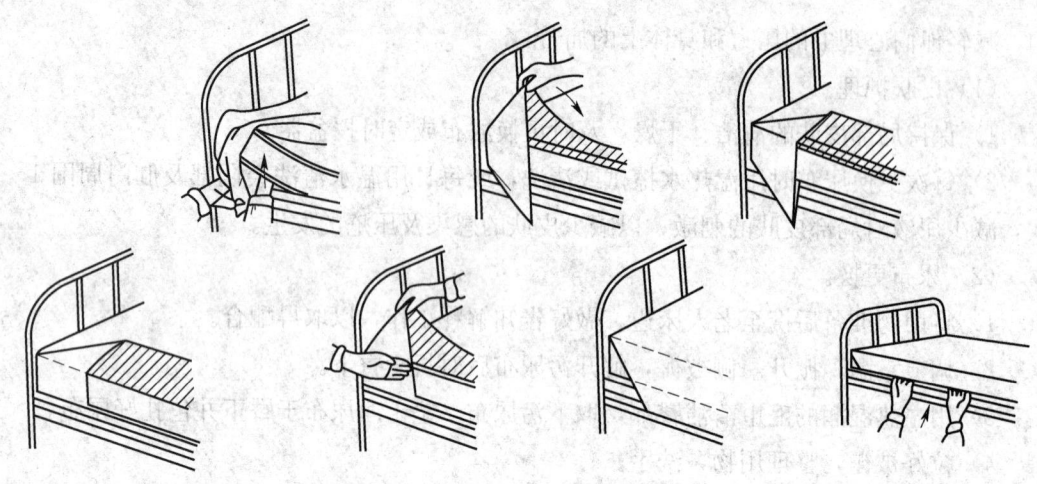

图 3—11 铺大单法

5）套被套。操作者站在床的左边。

①"S"形式。如图 3—12 所示，将被套正面向上，使被套中线和床中线对齐，铺于床上。开口端的被套上层倒转向上提拉约 1/3，将棉胎或毛毯竖摺三折，再按"S"形横折的棉胎两边打开，和被套平齐（先近侧后对侧），填塞两上角，其余同卷筒式铺法。要求不虚边，被套内外整齐，无皱褶。

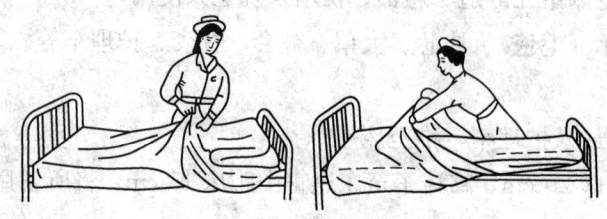

图 3—12 "S"形套被套

②卷筒式。将被套正面向内平铺于床上，开口端朝床尾，棉胎或毛毯铺在被套上，上缘与被套封口对齐。将棉胎同被套上层一并由床尾卷至床头，自开口处翻转，对齐、拉平、系带。被筒上缘距床头 15 cm，两侧边缘向内折叠与床沿平齐，尾端塞于床垫下。

6）套枕套。操作者站在床的右侧套枕套，枕芯拍松，四角充实，开口背门横放于床尾，再用双手平拖至床头。

7）将床旁桌、椅放回原处，整理床单元及四周环境，使之保持居室整齐划一。

（4）注意事项。

1）铺床前应检查床的各部以及其他物品有无损坏，若有则不能使用，应立即报修。

2）老人在用餐或治疗护理时暂停铺床操作。

3）操作时应掌握节力原则。即身体靠近床边，上身保持直立，两腿前后分开稍屈膝，有助于扩大支撑面。同时手和臂的动作要协调配合，减少重复动作，以节省体力消耗。

4）根据需要铺设橡皮单和中单。其中线和床中线对齐，上缘距床头 45～50 cm（相当于肘至指端），床缘的下垂部分一并塞入床垫下。

2. 有人床整理、更换及注意事项

(1) 目的。整理床单元，保持清洁、整齐、舒适，防止压疮的发生。

(2) 有人床整理法。

1）用物。床刷（加布套或扫床巾），一床一巾。

2）操作步骤。

①整理大单。移开床旁桌椅，放平床头床尾，松开床尾盖被，协助老人翻身至对侧，松开近侧各层大单，用床刷从枕下刷至床尾，从大单到中单扫净渣屑，然后将大单、橡皮中单、中单逐层拉平铺好，再将老人翻身到近侧，用同法整理对侧。

②整理盖被。把棉胎与被套对齐、拉平，叠成被筒为老人盖好。

③整理枕头。取下枕头拍松，再放于老人头下。若老人需要，助其摇起床头或床尾。

④整理用物，归还原处。还原床旁桌椅，保持居室内床、桌、椅各成一条线。

(3) 有人床更换法。

1）用物。清洁的被单、被套、枕套、衣裤、床刷、护理车等。

2）操作步骤。

①备齐用物放护理车上推至床边，并向老人解释以取得配合，按需要协助老人排泄。

②移开床旁桌距床 20 cm，移椅子至床尾正中距床 15 cm，将清洁衣物按更换顺序放于床尾椅子上。

③更换床单。

• 侧卧换单法适用于卧床不起，病情允许翻身侧卧的老人。

操作者站于老人右侧，松开床尾盖被，将老人双手放于胸前，协助老人侧卧在床一边背向操作者。松开近侧床头、床尾的被单，将中单卷入老人身下。扫净橡胶单搭于老人身上，再将大单卷入身下。扫净褥垫上的渣屑，将清洁床单中线和床的中线对齐，一半塞于老人身下，靠近侧的床单自床头、床尾、中间先后平整拉紧铺好，放平橡皮中单及中单，然后一同塞入床垫下。帮助老人侧卧于铺好的一边，面向护理员。护理员转至对侧，将污大单、污中单卷至床尾，投入护理车的污物袋。扫净橡皮中单搭于老人身上，扫净床上渣屑，依顺序将清洁大单、橡皮单、中单逐层拉平，同上法铺好，协助老人取仰卧位。

• 半卧位换床单法适用于病情不允许翻身、侧卧的老人。

以两名护理员操作为宜。其方法为：一人托起老人头部，另一人迅速取出枕头，放于床尾椅子上。让老人坐起或抬起上半身,床头被单、中单、橡皮中单,从上至下横卷成筒式,将清洁被单、橡皮中单、中单亦横卷成筒状。中线对齐,铺好床头被单,抬起老人臀部,迅速撤去污被单、橡皮中单、中单,随即将清洁被单拉至床尾,放下老人臀部,将污被单、污中单放入护理车污物袋。铺好橡皮单、中单、床尾床单,对侧以同样方法将被单、橡皮单、中单铺好。

④更换被套。解开污被套开口端带子,将清洁被套铺于盖被上,将棉胎在污被套竖摺三折后退出床尾,撑开清洁被套,将棉胎塞入清洁被套,对好上端两角,将清洁被套往下拉平开口端系好带子。撤去污被套放入污物袋,整理好盖被。

⑤更换枕套。方法同铺床法,将更换好枕套的枕头放在老人头下。安置老人舒适卧位,还原床旁桌椅,整理床单位,保持居室整齐划一,并将污被服送污物间处理。

(4) 注意事项。

1) 铺床前应检查床的各部以及其他物品有无损坏,若有则不能使用,应立即报修。

2) 老人在用餐或治疗护理时暂停更换床单操作。

3) 帮助老人翻身侧卧时方法应正确,切忌拖、拉、推,或将老人的双手压在身体下,并保持老人安全、卧位舒适。

4) 操作期间多与老人沟通,并注意保暖。

5) 操作时应掌握节力原则。即身体靠近床边,上身保持直立,两腿前后分开稍屈膝,有助于扩大支撑面。同时手和臂的动作要协调配合,减少重复动作以节省体力消耗。

6) 污床单或污被套等放入污物袋,切忌与清洁床单位混放一起或直接放于地上。

八、运送老人及变换卧位的基本技能

将不能行走的老人由原位置移动至另一位置的方法称运送。帮助不能翻身的老人由原卧位翻身至另一卧位的方法称变换卧位。

1. 使用轮椅

(1) 帮助老人由床上坐到轮椅上。

1) 检查轮椅各部件是否安全。将轮椅推至老人床前,向老人说明目的及相关注意事项,以取得配合。

2) 将轮椅推至床边,与床尾成15°角或与床尾平行放置,刹住轮闸,收起脚踏板。

3) 助老人穿衣裤,移动老人双脚靠床缘,帮助老人穿好鞋子。护理员一手伸入老人颈肩下,另一手伸入老人膝盖或小腿下,将老人扶起的同时稍转动,使老人的双脚垂下而靠床缘坐起。

4) 护理员面对老人站立,双脚分开,一侧腿伸入老人两腿间,告知老人将双手钩住护理员后颈，护理员双手环抱老人腰部或双手提住老人后裤腰，稍用力助老人稳站于地。

5）以护理员的身体为转轴，顺势将老人转入轮椅上。

6）放下脚踏板，助老人稳坐于轮椅，并尽量往后靠，系好安全保护带。

7）整理床单元，将盖被扇形折叠至床尾。

（2）帮助老人由轮椅返回床上。

1）将轮椅推至老人床旁，使轮椅与床尾成15°角或与床平行放置，刹住轮闸，放松安全保护带，收起脚踏板。

2）护理员面向老人，再将双腿稍分开前后站立，一侧腿伸入老人两腿间，告知老人将双手钩住护理员后颈，护理员双手环抱老人腰部或双手提住老人后裤腰，稍用力助老人稳站起。

3）以护理员的身体为转轴，顺势将老人转入床沿边，并使其坐上床缘。

4）协助老人脱下鞋子和衣裤，并助老人取舒适卧位。

5）为老人盖好被子，放回轮椅，刹住轮闸。

（3）注意事项。

1）使用轮椅前须检查轮椅各部件是否完好，特别是轮闸是否牢固、安全。

2）转运前应向老人做好告知工作，包括操作中须老人配合的事项等。

3）助老人起床、转移等时应确保安全，操作时注意节力原则。

4）应鼓励老人尽量用健侧的下肢站立，以发挥其残存功能。

5）根据季节冷暖，做好保暖工作。

6）推轮椅上坡时护理员腰应稍弯，用力稳推轮椅向前；下坡时，护理员身体离开轮椅，双手捏住轮椅扶手，以倒走的方式使轮椅慢慢向下。

2. 平车搬运老人的方法及注意事项

（1）备齐用物携至老人床边。

（2）向老人说明解释及操作中需要配合的注意事项。

（3）一人搬动法。

1）适合能自行移动的老人。护理员助老人穿衣裤，协助老人先移向靠护理员近侧床边，助老人屈膝。将平车与床平行放置（调整至平车与床同高），固定车轮，护理员站于平车侧，顶住推车，使其与床缘平行相邻。指导老人先将脚移至床缘，然后抬高臀部，将躯干逐渐移向平车侧。护理员两手扶助老人近侧的手，另一手放于老人的头颈下，一同行动助老人移向平车。取枕头放置老人头下，并盖好被子推行转移。

2）适合不能自行移动的老人。使平车与床成45°角放置（头端靠近床尾），固定车轮。护理员助老人穿衣裤，帮助老人将双手交叉放于胸前或腹部。护理员双脚前后分开站立，稍弯腰，一手臂置于老人头颈下，另一手臂置于老人双膝下，将老人抱起，向平车侧稍转身将老人轻放于平车上，取舒适体位。将枕头放于老人头下，并盖好被推行转移。

（4）二人搬动法

1）大单法。在老人身下铺一大单，将平车与床平行放置。甲乙两护理员分别站于床与平车的两侧，双脚前后分开站立，稍弯腰。甲乙两护理员双手捏住各自一侧老人身下的大单，由一人发令，齐用力将老人稍抬起，一同将老人移向平车上，取舒适体位。将枕头放于老人头下，并盖好被子推行转移。

2）徒手法。使平车与床成90°角放置（头端靠近床尾），固定车轮。护理员助老人穿衣裤，帮助老人将双手交叉放于胸前或腹部。甲乙两护理员同时站于平车与床相交的床边，双脚前后分开站立，稍弯腰。甲护理员一手臂置于老人头颈下，另一手臂置于老人腰部。乙护理员一手臂置于老人臀部，另一手臂置于老人小腿下。由一人发令，两护理员齐用力将老人抱起，齐转身移向平车将老人轻放于平车上，取舒适体位。将枕头放于老人头下，并盖好被子推行转移。

（5）三人搬动法（又称徒手法）。使平车与床成90°角或135°角放置（头端靠近床尾），固定车轮。护理员助老人穿衣裤，帮助老人将双手交叉放于胸前或腹部。甲乙丙三护理员同时站于平车与床相交的床边，双脚前后分开站立，稍弯腰。甲护理员一手臂置于老人头颈下，另一手臂置于老人背下。乙护理员一手臂置于老人的腰部，另一手臂置于老人臀下。丙护理员一手臂置于老人的臀下，另一手臂膀置于老人小腿下。由一人发令，三护理员齐用力将老人抱起，齐转身移向平车将老人轻放于平车上，取舒适体位。将枕头放于老人头下，并盖好被子推行转移。

（6）注意事项。

1）平车使用前检查平车各部件，确保平车安全、性能良好。

2）搬运期间应确保老人安全，平车轮闸须固定、稳妥，避免搬动时平车出现滑动。

3）搬运期间，始终保持老人的头部处于较高的位置，在转移过程中应确保便于观察。

4）两名以上护理员搬运时要齐用力，所有人员须听从发出指令的护理员，不可盲动。

5）搬动时尽量将平车高度调整至与床的高度一致，既方便操作，又确保老人安全。

3. 更换卧位

（1）协助老人移至床边。

1）向老人解释说明，以取得老人的配合。

2）拉起固定对侧的护栏，将老人双手交叉置于腹部，双腿交叉。

3）稍抬高老人上半处，将枕头下移至老人的背下，护理员两手握住枕头，用枕头将老人的头部移向床边，将枕头放回原处。

4）护理员双手环抱老人的腰臀部，将老人移向床边。

5）护理员双手再将老人的两腿移向床边。

6）助老人取个舒适卧位。

（2）帮助老人翻身侧卧。

1）备齐用物，携至老人床边，向老人做好解释，以取得合作。

2）根据需要助其排便。

3）助老人两手放于胸腹部，将老人移向床缘，指导老人两腿交叉。

4）一人操作时，护理员一手扶住近侧的老人肩部，另一手穿过老人近侧腿部并压于对侧腿部，两手同时用力，轻轻将老人转向对侧。

5）两人操作时，护理员站在床的同一侧，将老人移近操作者，二人分别扶托老人的肩、背、腰、膝部，由一人发令，一起用力将老人转向对侧，助取舒适卧位。

6）老人的背部、腰部支垫软枕、（侧卧时）两腿之间放置一枕头、下肢支垫小气垫。

7）整理床单元。

（3）更换卧位的注意事项。

1）更换卧位前应做好告知解释工作，以取得老人的配合。

2）更换卧位期前须先将老人的肢体安置妥当，避免造成变换卧位后而压于身体下。

3）变换卧位期间应密切观察老人的全身情况，发现异常及时停止操作，并上报医生。

4）两人及以上护理员更换老人卧位时须齐用力，所有人员须听从发出指令的护理员口令，不可盲目随意变换卧位。

5）更换卧位应确保老人的安全，肢体处于功能位，卧位舒适。

九、冷与热的应用

1. 使用热水袋

（1）目的。老人由于末梢血液循环较差，易因环境温度的变化而不能保持体温的相对恒定，使用热水袋可起保暖作用，使老人感到温暖舒适。使用热水袋有解除疼痛、促进炎症的消散等作用。

（2）用物。热水袋、热水袋套、热水容器、温度计等。

（3）操作步骤。检查热水袋有无破损，热水袋及塞子是否合适。调节水温，水温不宜超过50℃。灌热水于热水袋内1/2~2/3满。将袋放平，袋口朝上并慢慢放下袋，待热水至袋口处时旋紧热水袋塞子。袋口朝下倒提，检查有无漏水。将热水袋装入袋套中并放在老人所需部位。袋口朝向身体外侧（漏出的水可流向身体外侧），以防漏水造成烫伤。

(4)使用热水袋的注意事项。

1)使用时间一般为30 min左右,必要时再持续使用。长期使用须保持水温,约2 h左右更换热水一次。随时观察使用效果及反应,如皮肤出现发红、水泡等须立即停用。热水袋用完时,排空袋内空气,挂在通风处晾干,吹气后旋紧塞子,以备再用。

2)给虚弱、肢体麻痹的老人使用热水袋时,温度宜在50℃以内,并多包一块大毛巾,或放在两层毛毯之间,使热水袋不直接接触老人的皮肤。

3)腹部疼痛未明确诊断前不宜用热水袋热敷,以防贻误治疗。

4)使用热水袋须经常观察老人的皮肤颜色。发现皮肤潮红应立即停止使用,并在局部涂凡士林,以保护皮肤。

2. 使用冰袋

(1)目的。由于老人的体温调节中枢功能低下,散热中枢对外界环境变化的应激反应能力下降,故易使老人的体温升高。使用冰袋后,可使老人升高的体温暂时得以下降,再配合药物治疗,使老人的疾病得到康复。同时,用冷敷可降低末梢神经的敏感性,从而减轻疼痛。冰袋严禁放在耳廓、心前区、腹部、阴囊等部位。

(2)用物。冰袋及袋套、冰块、盆、锤子、帆布袋、体温表、笔、纸等。

(3)操作步骤。检查冰袋有无破损,将冰块装在帆布袋内用锤子砸碎冰块,放入盆内。用水冲去冰的棱角,冰袋内装水约1/2,排尽空气,夹紧袋口。擦干倒置检查有无漏水后装入布套内。

备齐用物携至老人床边,向老人做好解释及应用的说明。将冰袋放在所需部位,半小时后测体温。当体温降至39℃以下,应取下冰袋。随时观察使用效果及反应,如皮肤出现发绀、青紫、面色苍白、寒战等反应须立即停用。冰袋用完时,排空袋内空气,挂在通风处晾干,吹气后旋紧塞子,以备再用。

(4)注意事项。用冷时应按医嘱实施,使用前向老人做好解释说明工作,并观察老人的全身情况。用冷时注意其他部位的保暖,如足底等,避免发生寒战和受凉。对意识障碍老人、感觉障碍老人尽量避免用冷。用冷时间不可过长,一般以20 min为限。随时观察老人的全身情况,遇面色苍白、发紫、寒战等应立即停止,并告知医生。

3. 温水擦浴

(1)目的。年老体弱的老年人在炎热的夏季由于体内散热差,往往容易发生高热、中暑等症状,对于出现的高热症状可采用物理降温的方法以降低老人的异常体温。机体散热的方法有辐射、对流、传导、蒸发,乙醇或温水拭浴是通过蒸发和传导方式而增加机体的散热,用于高热老人的降温。

(2)用物。脸盆、温水(27~37℃)、小毛巾、大浴巾、温度计、冰袋(加套)、热水袋（加套）、清洁衣裤、便器等。

（3）操作步骤。备齐用物，携至床旁，向老人解释，以取得合作。用屏风遮挡，松开被角，按需给予便器。置冰袋于头部，以助降温，为了防止由于拭浴时全身皮肤血管收缩使脑血流量突然增多而引起头痛。置热水袋于足底，使局部末梢血管扩张，有利于散热。

帮助老人脱上衣，解松腰带，露出一上肢，下垫大毛巾，将浸有温水的小毛巾缠在手上，以离心方向拍拭进行，两块小毛巾交替使用。擦拭顺序为：颈部侧面→上臂外侧→手背，再自侧胸经腋窝沿上臂内侧→手掌。擦拭毕，用大毛巾拭干皮肤，同法擦拭对侧，每侧各拍拭3 min。助老人翻身侧卧，露出背部，下垫大毛巾，用同法擦拭全背，再用大毛巾拭干皮肤，更换上衣。

协助老人脱裤，露出一侧下肢，下垫大毛巾。擦拭顺序为：自髂骨延大腿外侧→足背，再自腹股沟延大腿内侧→内踝，后自腰经大腿后侧→腘窝→足跟拍拭毕，用大毛巾拭干皮肤。同法擦拭对侧，每侧各擦拭3 min。更换裤子，取下热水袋，整理床单位。

（4）注意事项。拭浴时，以拍拭方式进行，不要用摩擦方式。拭浴过程中，应随时观察老人情况，如出现寒战、面色苍白、脉搏及呼吸异常时，应立即停止，并及时与医生联系。拭浴后30 min测量体温并记录，如体温已降至39℃以下，即取下头部冰袋。

4. 冷热疗的禁忌证

对于意识不清、感觉功能不良或循环障碍的老人（如糖尿病老人），受伤后24～48 h内持续出血的老人，不明原因的腹痛，皮肤发炎者禁用热疗。

感觉功能障碍的老人、有组织损伤、缺血或开放性伤口的老人，血液循环障碍或贫血的老人禁用冷疗。心前区、腹部、脚心、阴囊（男性老人）禁用冷疗。

复习思考题

1. 老年人出入院时护理员应做哪些护理？
2. 对不同等级的老年人提供的服务内容是什么？
3. 护理交班本书写要求有哪些？其书写顺序是什么？
4. 对病情危重老人书写护理交班本时有哪些注意要点？
5. 简述清洁、消毒、灭菌的概念。
6. 如何做好日常用物的消毒？
7. 简述体温、脉搏、呼吸、血压的正常值及测量方法。
8. 怎样做好终期老人的护理？

9. 叙述尸体料理的操作方法。

10. 说出压疮的分期及其易发部位。叙述压疮各期的临床表现特点。

11. 在老师的指导下练习口腔护理、压疮预防护理、床上洗头（擦浴）、饮食护理、排泄护理、轮椅及平车转移法的操作方法。

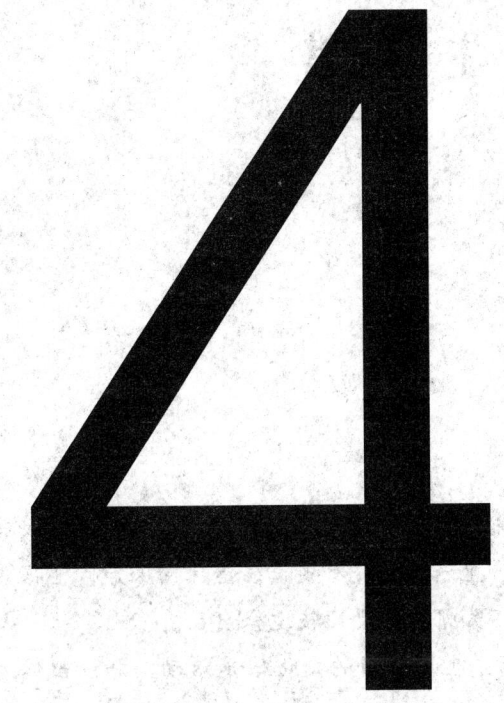

第4章

居家养老护理基础知识

第1节　生活常识　　　　　　　　/122
第2节　居室常识　　　　　　　　/128
第3节　居家养老服务规范　　　　/134

第1节 生活常识

 学习目标

➢了解老人文体娱乐的种类。
➢熟悉老年人健康保健常识。
➢能够指导老人合理安排生活。

 引导案例

李先生，60岁。退休回家半年之余，平素身体健康，无慢性病。在单位工作期间，工作节拍比较紧凑，能与同事们和睦相处，生活作息较有规律。退休回家后，他很想参加一些文化娱乐活动，来充实生活内容，但不知哪些活动比较适合自己。

问题与思考：请你提出1~2项适合李先生退休后的文化娱乐活动，并说出你为李先生建议此活动的依据。

一、文体娱乐常识

1. 文体娱乐的种类

（1）影视。影视包括电影与电视两大类。电影的观赏性比较强，而老年人通常都喜欢观赏怀旧的影片及喜剧影片，观看之后老人们仿佛又回到了年轻时代，回顾人生时心情非常愉快。电视是老年人精神食粮的主要来源。现在的电视节目丰富多彩，老人们足不出户就可通过它观赏到自己喜爱的娱乐节目，还可学习新的知识，了解国内外大事。

（2）阅览。对有文化层次的老年人来说，阅览书报是每日的必修课，不少老年人在早年就已有阅览书报的爱好。书报不仅能给老人带来新的知识，拓宽老人的视野，而且能给老人带来新的信息，是老人与外面世界联系的纽带。

（3）歌舞。歌舞既能健脑，又能健身，可锻炼老人的协调能力。老年人可唱年轻时代的歌，可学朗朗上口的新曲，以锻炼自己的记忆力。适合老年人的舞蹈是节奏较慢的交谊舞（如"慢三步""慢四步"），以活动筋骨，改善身体血液循环，从而达到健身的目的。

（4）棋牌。棋牌是脑力运动，可锻炼人的大脑思维和逻辑推理能力。这项运动很受老年人的青睐，老年人在活动时要掌握时间，一次活动时间不宜过长（通常不宜超过2h），因长时间活动会造成大脑过度疲劳。适合老年人的棋牌活动很多，如中国象棋、围棋、跳棋、军旗、麻将牌等，扑克牌的玩法更是多种多样。

（5）球类。球类运动可锻炼人的反应能力和肢体的灵活性。适合老年人的球类运动有桌球、乒乓球、门球等。桌球的运动量不大，而乒乓球与门球的运动量则相对大一些，故老年人在选择活动项目时要量力而行，参加活动要适可而止，切忌疲劳过度。同时，在活动中要注意安全，防止意外损伤。

（6）拳操。拳操是最适合于老年人的运动，它能达到健身的目的，又极为安全。老年人早晨起床后去花园或找一块绿地，打拳、做操、呼吸新鲜空气，有利于身体健康。每每活动后会使人感到走步轻松，精神倍增。适合老年人的拳操运动有太极拳、广播操等。

（7）书画。书画包括书法和绘画两大部分，书画可静心养神、陶冶情操。常习字绘画可使人忘掉人世间的烦恼。由此可见，书画有利于老年人的身心健康。老年人练习书法与绘画不要在乎高水准，只求随心所欲，能陶醉自己即可。

（8）种花养鸟。许多老年人都很喜爱种花养鸟，它可美化人们的生活，为人们营造一个良好的休养环境，给人一种回归自然的感觉，仿佛大自然就在身边。同时，老年人通过种花养鸟可充实自己的生活，并可从中寻找到乐趣。

（9）编织。编织与其说是活动，不如说是艺术。我国的编织已有其悠久的历史，许多女性老人对编织兴趣甚浓，她们用灵巧的双手，将毛线、布片、麦秆编织成让人爱不释手的艺术品。老人们对自己的作品感到骄傲，会觉得自己年轻、有活力，对社会有有用之处。

（10）垂钓。垂钓使很多男性老人着迷，舍得花时间去垂钓。这项运动只有自己亲身去体验，才会感受到其中无穷的乐趣。体验过垂钓的人都说"钓鱼的滋味远远胜过于吃鱼"，可见钓鱼的趣味非同一般。老年人垂钓活动可静心养神，但外出垂钓一定要注意安全，且时间不宜过长。

（11）外出观光、郊游。老年人希望能经常出去走走看看，感受外面的世界，领略祖国日新月异的变化，饱览大自然的美丽景色。

2. 文体娱乐选择和组织

各种文体娱乐项目都适合老年人，养老机构或社区老人服务中心的工作人员要为老年人开展这些活动积极创造条件，要做好老年人文化娱乐活动的组织工作。

（1）活动场所的准备。可为老人因地制宜地建立阅览室、棋牌室（或茶室）、书画室、多功能娱乐厅、台球室、乒乓房、健身房、门球场、钓鱼池、花园绿地等，让老人拥有属于自己的天地。

（2）文体娱乐的指导。有些娱乐项目，如书画、交谊舞、拳操、花鸟、编织、棋牌等，可聘请指导老师进行讲解、传授，既可培养他们的学习兴趣，又可让老人尽早入门。

（3）大型活动的组织。为了培养老人娱乐兴趣，进一步丰富老人的文化娱乐生活，可定期或不定期地组织老人进行书画、棋牌、编织、球类、拳操、摄影、花卉盆景等项目的比赛；组织老人开办文艺晚会；让老年人有一个施展自己才能的舞台。在保证安全的前提下，定期组织老人外出观光、游览，使老人了解周围的世界。

二、指导老人安排生活

进入老年期后，首先面临的是体力的衰退，对料理自己的日常生活也会逐渐感到力不从心。要减缓老人身体质量的衰老，保证老人的生活质量极为重要。为此，要根据老人的自身特点合理地安排好他们的生活，要培养或保持良好的生活习惯，生活要有规律。

1. 按时起床和就寝

良好的睡眠是生命的需要，睡眠可使大脑及机体处于休息和恢复状态，能消除疲劳，增强机体免疫力。睡眠的时间随年龄增长而变化，老年人代谢率低，所以一般每天6～7 h就够了，70～80岁的老人每天睡8 h左右，80～90岁的老人每天睡9 h左右。过多的睡眠反而使老人容易肥胖，出现头昏乏力、精神萎靡、食欲下降等现象。祖国医学"久卧伤气"就是这个道理。如果老年人感到睡后疲劳消除、精神振奋、全身舒坦，说明睡眠足够、质量好。

2. 饮食有度、合理营养

老年人的饮食应有足量的蛋白质、维生素、低脂、低盐、低糖，以及适量的纤维素及多种无机盐（包括必需的微量元素）。老年人的饮食应以清淡、少油腻为主，任何形式的偏食对健康都是不利的。饮食可采取"二多吃"（豆类、蔬菜水果、含碘的海产品）和"三少吃"（动物脂肪和内脏、糖和甜食、盐）的原则，还可采取"早餐好、午餐饱（适量）、晚餐少"的分配方式，即每日三餐热量分配分别占全日总热量的30%、40%、30%为宜，三餐中间可增加水果、点心、汤羹等，变一日三餐为四、五餐更佳。同时，要特别提醒的是，老年人的胃肠消化功能已开始减弱，切忌暴饮暴食；老年人的胃肠道的免疫功能也开始减弱，不吃不洁及变质食品。

3. 坚持锻炼，注意衣着冷暖

体育锻炼是最廉价最有效的防止衰老和保持老年人健康的处方。老年人参加适度的锻炼可增强体质，预防疾病，保持良好的器官功能。祖国医学强调"养生莫善于习功""一身动则一身强"。老年人参加体育锻炼的项目要根据各人的年龄、体质、健康状况来选择，通常选择一些体力负担不大、动作简单易学、体位变化不复杂、不过分低头弯腰的项目，如散步、太极拳、门球等。

老年人随着年龄增长，体内的体温调节中枢的功能也随之减弱，过高或过低的气温都会难以适应。冬季老年人若不注意保暖，常会诱发呼吸道疾患；夏季老年人若不注意避暑，常会导致中暑高热。所以在不同的季节要做好老人的保暖防寒及防暑降温工作，同样在气候变化时，要及时提醒老人添减衣被。

4. 注意卫生，保持愉快心情

养成良好的个人卫生习惯、长期保持个人卫生是老年人获得健康的重要保证。幽静的环境、宜人的气候、充足的阳光、新鲜的空气与老年人的健康有密切的关系。

古医书中记载"怒伤肝、思伤脾、忧伤肺、恐伤肾"。老年人情绪剧烈变化往往是器官意外发病的主要因素，有人认为老年病50%～80%与精神损伤及情绪刺激有关。精神愉快、乐观开朗则健康长寿，精神抑郁、焦虑悲伤则易衰老多病。很多事例可以证明，情绪变化可使血压升高、脑血管意外、心肌梗死、消化道出血。所以老年人一定要自我珍重，不因小事而不高兴，要心胸宽畅、情绪欢快、心境安静、温和达观。

三、帮助老人克服困难

老年人随着年龄的增长，生活自理能力逐渐减弱，应及时为他们提供帮助，这种帮助以督促提醒为主，必要时可予以协助，尽可能由老人自己来料理自己的生活，保护他们的生活自理能力。

1. 个人卫生

（1）早晨督促和协助老人漱口、洗脸、洗手、梳头。晚上督促老人洗脸、洗手、洗脚、洗臀部。

（2）督促老人定期剪指（趾）甲，理发剃须，更换衣裤。

（3）督促老人定期沐浴，冬季每周沐浴1次；夏季气候炎热时，每日沐浴1次，并督促、帮助老人每日擦凉席。

2. 饮食起居

（1）帮助老人合理选用食品，食物中营养分布要合理，且饮食要有规律，同时要注意饮食卫生。饭菜、茶水供应到老人居室，督促老人要细嚼慢咽，切忌暴饮暴食。对自己进食有困难的，要予以帮助。

（2）督促老人要注意冷暖，气候变化要协助老人及时添减衣被。

（3）根据需要指导和协助老人购买生活用品和食品。

（4）督促和指导老人进行必要的康复活动。

3. 居室卫生

（1）督促和协助老人早晨整理床单位、晚上铺床，帮助老人翻晒被褥。

（2）督促和协助老人定时更换床单、被套，保持床单位清洁。一般每月清洗1次。

（3）酌情开窗通风，保持室内外空气流通。

（4）协助老人每日清洁居室卫生，室内物品摆放整齐有序。做到桌面、门窗、地面及墙壁无积灰，定期消毒。

四、老年人健康保健常识

按照世界卫生组织的定义，65岁以前为中年人，65~74岁为青年老年人，75~90岁为正式老年人。

1. 简单预防是健康法宝之一

老年人要注意"三个半分钟"和"三个半小时"。

"三个半分钟"即醒过来不要马上起床，在床上躺半分钟；坐起来再等半分钟；之后两条腿垂在床沿又等半分钟。

"三个半小时"，首先是早上起来运动半小时，打太极拳，跑步，不能少于三公里，或进行其他运动，但要因人而异，运动适量。其次，中午睡半小时，这是人生物钟的需要，中午睡半小时，下午精力特别充沛。老年人更需要补充睡眠，因为老年人睡得早，起得早，中午非常需要休息。再者是晚上6—7时慢步走半小时，有助于老年人晚上睡得香，可减少心肌梗死及高血压发病率。

2. 坚持文明健康的生活方式

如果坚持文明健康的生活方式，就可以少得病。合理膳食，适量运动，戒烟限酒，心理平衡，这16个字能减少高血压、冠心病、糖尿病及肿瘤等。健康方式很简单，效果却非常大。

（1）合理膳食是健康第一大基石。怎样做到合理膳食呢？两句话十个字，第一句话是"一、二、三、四、五"；第二句话叫做"红、黄、绿、黑、白"。用科学的生活方式来减少疾病，将健康的钥匙握在自己手里。

"一"即每日1袋牛奶，每天喝1袋牛奶。因为每人每天需要800 mg钙，而饮食里仅有500 mg钙，就是要每日补足1袋牛奶，正好补齐了。

"二"即250~350 g碳水化合物。250~350 g碳水化合物，相当于6~8两的主食。调控主食是调控体重最好的方法。最近，科学家提出一句话："最顺利的减肥法是饭前喝汤，苗条健康。"

"三"即三份高蛋白。人不能光吃素，也不能光吃肉。蛋白不能太多也不能太少，3~4份就好。一份就是一两瘦肉或者一个大鸡蛋，或者二两豆腐，或者二两鱼虾，或者三两鸡和鸭，或者半两黄豆。一日三份，比如今天早上吃一个荷包蛋，中午吃一个肉片苦瓜，晚上吃二两豆腐或二两鱼,这一天三份的蛋白不多也不少。蛋白过多,消化不良,造成肠道毒素太多。但是,蛋白太少也不行,会造成蛋白营养不良和神经综合征。肉类中以鱼类蛋白质最好。植物中以黄豆最好。

"四"即四句话:"有粗有细,不甜不咸,三四五顿,七八分饱。"粗细粮搭配,一个星期吃三四次粗食,棒子面、老玉米、红薯这些粗细粮搭配营养最合适;三四五顿是指每天吃的餐数;重点在七八分饱,这样可延年益寿。

"五"即500 g蔬菜和水果。500 g蔬菜和水果,相当于八两蔬菜和二两水果,预防癌症最好。

"红"即西红柿、红葡萄酒、红辣椒。"红"是一天一个西红柿。做熟的西红柿最好,因为西红柿是脂溶性的。健康人喝点红葡萄酒有利于心脏健康。吃点红辣椒可改善情绪,减轻焦虑。

"黄"即红黄色的蔬菜。胡萝卜、西瓜、红薯、老玉米、南瓜、红辣椒等均属于红黄色蔬菜,这些蔬菜中含维生素A最多。

"绿"即绿茶。绿茶有抗氧自由基,能减少老龄化,越喝越年轻。喝茶能延年益寿,减少肿瘤,减少动脉硬化。

"黑"即黑木耳。黑木耳可降血黏度,稀释血液,不易得脑血栓、冠心病,每天应吃黑木耳5~10 g。

"白"即燕麦粉、燕麦片。燕麦粥不但降胆固醇,降甘油三脂,还对糖尿病、减肥特别好,且燕麦粥通大便、防便秘。

(2) 适量运动是健康第二大基石。运动有利于健康。老年人最好的运动是走路。步行运动锻炼,对保持正常的血压、胆固醇、体重都很有好处。怎么步行最好呢?三个字:三、五、七。"三"是指一次三公里30 min以上;"五"是指一周最少运动五次;"七"是指适量运动,过分运动是有害的。如何适量呢?就是要运动到年龄加心跳等于170。比如说50岁应运动到心跳120,加起来是170,这样的运动是优良代谢。步行运动应量力而行。

(3) 戒烟限酒是健康第三大基石。最好能戒烟,戒不了烟的,一天不超过五支烟。酒要少量。

(4) 心理平衡是健康第四大基石。长寿的要领是心胸开阔、性格随和,爱劳动、爱运动。心理状态很重要,很多疾病都受到心理的影响。保持良好的心理状态,就是较好的抗肿瘤方式。划分心理平衡与否的标准是:看待世界,是用乐观积极的态度,还是用悲观、消极的态度。保持稳定的心态要做到:正确对待自己,正确对待他人,正确对待社会。

总之,许多病是"吃出来的,喝出来的,抽出来的,气出来的"。用世界卫生组织的话来说是"死于无知"。美国前总统里根的国情咨文里引用了老子《道德经》的一句话:"治大国,若烹小鲜。"虽然只有七个字,却蕴涵着深刻的哲学道理,即世间万物,大到治国,小到烹鱼,都是一个道理,即掌握好"火候",把握好"度",则身心健康,国泰民安;反之,则宽严皆误,四面楚歌。"适"字的本质就是辩证法。一位智者说过,学好哲学,受用终生。哲学是做人、做事、修身、齐家、健康、幸福及长寿的法宝。

总的来讲,健康是最宝贵的。而健康不能靠高科技,不能靠药物,最好的医生是自己,最好的药物是时间,最好的心情是宁静,最好的运动是步行。

老年人的防病保健应注意合理营养,精神开朗,心情乐观,知足常乐。适当体育锻炼,保持良好的心脏功能,以走路或慢跑及太极拳等运动为宜。三者相互促进,有利于老年人防病保健,增龄益寿。

第 2 节 居 室 常 识

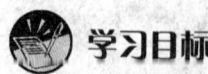 **学习目标**

➢ 能够为老人安排合适的居室环境。
➢ 能够为老人清洁、整理居室。

 引导案例

王大爷,72岁,老伴79岁。王大爷平素身体健康,每日买菜、做饭能自己完成。每日去公园活动两小时,能做到持之以恒练习太极拳。前阶段王家儿子为父母亲购置了一套底楼、独门独户的新房,目前正进入准备装修、布置阶段。

问题与思考:①老人居室设计应注意哪些环境要求?②家用电器(冰箱、微波炉)及煤气灶具应如何做到安全使用?

一、老人居室环境调节

良好的居室环境,是保证老人正常生活的基本条件。老人居室要保持适宜的温度、湿度,空气新鲜,光线充足、自然,室内安静舒适、清洁整齐。

1. 居室的温度与湿度调节

老年人较为理想的室温,夏天一般保持在24~27℃,冬天一般保持在18~21℃。室内的相对湿度为50%～70%（相对湿度是指空中所含水分相当于饱和水蒸气的百分比）。

室内温度和湿度的调节方法如下：

（1）在炎热的夏天，老人可因散热不良而引起体温升高，此时可在白天将门窗关闭，不让外面的热气进入室内，晚上气温稍低时，将门窗打开通风；亦可用电风扇或空调来降低室内温度。另外，可采取室内放冰块的方法来降低室温；也可用温水毛巾经常擦拭身上的汗水，使人感到凉爽舒适。但电风扇不能直吹老人身体，空调温度不能调得太低，使用电扇、空调时间不能太长，以免着凉。

（2）冬季室温过低，老人因产热功能下降而出现怕冷、肢体不灵活、手脚冰冷和僵硬等症状。此时可用取暖设备来提高室内温度或机体温度。取暖设备有空调、热水袋、电热炉、火炉、煤气炉等。使用电炉、火炉、煤气炉时要注意安全，采取防触电、防火、防煤气中毒等措施，以免发生意外。

（3）夏天在室内湿度过低时，可在地上洒些水或用水拖地，开空调时，在房间内放盆水，以增加空气的湿度；在室内湿度过高时，可开窗通风，有条件的可在室内放置除湿机，同时，根据老人的具体情况，勤换内衣，以使老人感到舒适。

2. 居室采光和通风

居室通风换气可使室内空气清新，有利于老人的身心健康。夏天，居室的门窗应经常打开，使空气流通。冬季，每日应开窗通风1次，开窗时间要根据气温的情况而确定。通风时避免直接对流的方式，以免老人感冒，如天气寒冷开窗通风时，可让老人去其他居室暂待片刻，通风完毕再回原室，或给老人盖好被子，或穿好衣服，以免老人受凉。

日光可以给人以温暖的感觉，而其中的紫外线可促进人体细胞的生长繁殖，并有杀菌作用。在清晨、午休、晚上时应调节光线，保证老人得到更好的睡眠。

夏天，天亮得早，阳光可刺射进室，影响老人睡眠；午休时光线太亮，影响老人睡眠，所以早、中、晚应多将窗帘拉上。

长期卧床、紧靠窗户的老人，在冬季天暖时，可打开窗子让阳光直接晒到室内，但不要使阳光直射到眼睛。

3. 居室安静

安静的环境能使老人心情舒畅。强烈的噪声可使人的听觉敏感度下降，食欲下降，注意力不集中，还可使人引起失眠症。护理老人时说话、走路要轻，关门、放东西时要轻，避免突然的声音扰乱老人安静的心情。居室内桌椅脚应钉上橡皮垫，发现橡皮垫脱落应及时修补。刮风时应及时关好门窗，以免发生撞击巨响或打破玻璃。

二、老人居室清洁与整理

由于居室的整洁卫生直接关系到老人的正常生活与身心健康,所以在护理工作中应随时保持居室整洁卫生。

1. 居室及物品清洁

(1) 居室地面、门窗、家具应每日擦拭,擦拭的抹布应先浸湿。

(2) 老人用的痰杯每日刷洗清洁,必要时煮沸消毒。老人所用脸盆、开水杯,每日晨间护理后冲洗干净。茶杯、便盆、便壶每周浸泡消毒1次。

(3) 经常保持居室内厕所无臭味、积水,便器无积垢。

(4) 每餐后及时清洗老人用过的餐具,擦食具的抹布与其他抹布要分开。

(5) 定期清扫居室的墙壁。

2. 居室内物品的整理

(1) 室内物品应摆放整齐,位置相对固定,用后及时整理,以保证老人行走安全。

(2) 床上除被褥外,不宜过多放置其他物品。

(3) 放置食品的抽屉内不宜放置其他物品,要经常清理抽屉。

(4) 便盆、尿壶不得放在地下或桌上,用毕应及时放回厕所间固定的地方。

(5) 老人用毛巾不可挂在床栏或椅子背上,应放在固定的地方。

(6) 老人所用轮椅应定点放置,不得随处任意丢置。

三、老年人饮食的烹饪要点

1. 烹饪基本要求

老年人的饮食烹饪应符合他们的生理特点,烹饪应做到色宜美,味宜鲜,多选素油,少放盐,主食多蒸煮,副食少煎炸。

2. 烹饪小技巧

蔬菜的烹饪最好用急火,炒菜时加点肉汤或淀粉,既可使菜增加鲜美,又可保持蔬菜中维生素的含量。肉类食品的烹饪可红烧、清炖和快炒。老母鸡宜于煨汤,童子鸡宜于清炖。荤菜应尽量急火快炒。荤素配料应分开炒,出锅前再混在一起。做骨头汤时,应加少许醋,以促进钙的溶解。

四、衣物的洗涤

衣物的洗涤,可使衣物保持清洁卫生。清洁卫生的衣物有利于老人身体健康和心情舒畅。洗涤衣物时,要根据衣物的布料性质来选择洗涤剂。

1. 洗涤剂

(1) 非离子洗涤剂包括肥皂、肥皂液等。肥皂是用煮沸油脂和强碱制成的，清洁力很强，但有损于皮肤。肥皂液对除去油污有特效。

(2) 合成洗涤剂包括洗衣粉、洗涤液等。此类洗涤剂能除掉污秽，使用较为安全。

2. 衣物清洗法

将要洗的衣物按种类进行分类，在放入洗衣机前将衣物拉链拉好，带子缠好，以防洗涤时扭缠在一起，然后按所洗衣物的量放入洗涤剂进行洗涤。洗涤完毕，对衣物进行干燥、熨烫、折叠等。

污渍去除法如下：

(1) 陈旧血渍可用双氧水溶液浸湿后加以搓揉，然后漂洗，也可用草酸清洗。

(2) 铁锈污渍可先用热醋浸泡，然后加以搓揉，再漂洗，也可用草酸清洗。

(3) 油渍可用汽油擦洗，或将污衣物夹在吸水纸中间再用电熨斗烫烙，将油吸入纸内而消除。

五、采买、记账

(1) 采购要去固定的商场和市场，选择固定摊位。做到脚勤、嘴勤、眼勤。

(2) 注意购物价格，要货比三家，选购物美价廉的商品。

(3) 了解鉴别蔬菜、肉类、蛋类、饮料、水产类等食品质量的知识，对各种蔬菜、水果等不宜存放的食品应现用现买，并注意质量。

(4) 注意食品的营养，一般情况下蔬菜的色彩越深，养分越高。

(5) 掌握蔬菜的存放方法。

(6) 各项钱款的开支要随时记录，以备用户随时查阅，并根据老人经济状况和老人的意愿来定标准，可提出适当的建议，切勿主观决定。

(7) 尊重老人的饮食习惯，提前制定食谱，量入为出。

(8) 各项开支要以公开报账、日清月结、心明眼亮、不生疑虑为原则。

六、家用电器及灶具的安全使用

1. 电视机

使用电视机时应做到：使用前详阅使用说明书，给老年人选用屏幕稍大而功能不太复杂的电视机。电视机的后盖有散热用透气孔，所以在收看时要彻底去掉盖在电视机上的机罩或其他遮盖物，便于电视机散热。电视机应避免放在多尘的地方，因为荧屏上积灰太多，就会影响图像的清晰度。要避免电视机潮湿，因电视机内有高压装置，不要用湿手去开启电视机，擦电视机上的积灰前要先切断电源，以防触电。有时触及荧光屏时可能会感受到轻微的电击，这是由于显像管表面积有静电的缘故，这种静电的放电对人体无害。有雷电的时候，最好把电源插头拔去，并断开天线连接，以免雷电击坏电视机的机件。不连续开机、关机，以免影响其使用寿命。

2. 电冰箱

（1）安全使用冰箱。不要把酒精、汽油等挥发性物品放入电冰箱内，以免造成火灾和爆炸事故。不要用水喷洒电冰箱后背，以免影响电冰箱电气元件的绝缘。可用三孔电源插头、插座，若不得已使用两孔插头，应将电冰箱外壳接地，以保证用电安全。

（2）冰箱内食品的储存方法。

1）冰箱内不宜放置过量的物品，物品之间应留有相对空隙，便于空气对流，保证制冷效率。

2）不要将热的物品直接放入冰箱内，以免增加冰箱的负荷，缩短其使用寿命。

3）容易干燥的食物或有特殊气味的食品（如鱼肉、羊肉等）最好用保鲜袋封装好再放入冰箱内，以防食物水分散失或冰箱内食品串味。

4）凡是玻璃瓶装的液体（果汁、汽水、啤酒等）不要放进冷冻室，以免玻璃瓶破裂。

5）电冰箱冷藏食品，能延缓食品的变质腐败，但不能消毒杀菌，冰箱内的食品时间久了也会变质腐败。

3. 电风扇

（1）使用电风扇要注意安全。

1）电风扇正常运转时，不能用物体或人体碰触旋转的风叶，人为阻止风叶转动，否则人体易受伤害。

2）保养或擦拭电扇风叶时一定要切断电源，再则不要用沾水的手开启电扇，以防触电。

3）台扇、落地扇使用三孔电源插头、插座，若不得已使用两孔插头，应将电风扇外壳接地，以保证用电安全。

（2）电风扇的各种功能。电风扇的风速挡用符号0、Ⅰ、Ⅱ、Ⅲ、Ⅳ表示，分别表示空挡、快速挡、中速挡、慢速挡、微风挡。老年人一般使用慢速挡或微风挡比较适宜。电风扇的转向可扩大送风面，同时也可避免个人长时间迎风，这对老年人是极为适宜的。老年人在夏季睡眠前使用风扇定时器，可避免熟睡后着凉。

4. 微波炉

微波炉利用高频电磁波（即微波）照射食物，使食物自身发热，且里外同时升温，而炉灶本身却不热，从而显著缩短了烹调时间，提高了烹调的质量和效率。微波炉加热的优点是节省时间、节约能源、加热均匀、清洁卫生、保持营养及改善劳动条件。

使用微波炉应注意：

（1）各种牌号和型号的微波炉的控制装置和使用方法不完全相同，因此在使用前必须先仔细阅读说明书。

（2）不能空烧（即微波炉工作时炉腔无食物），因空烧时微波无法吸收，会造成磁控管烧坏。

（3）烧煮时盛放食物的器皿要用玻璃制品或瓷制品。抗热的玻璃器皿是微波烹饪的最佳厨具，但带有金属装饰条纹的玻璃和陶瓷器具不适用于微波炉。

（4）使用微波炉时，应远离磁性材料，因磁性材料会干扰炉内磁场的均匀程度，降低工作效率。

（5）使用微波炉时，不宜把脸贴近炉门的玻璃观察窗，观看炉内食品烧煮情况，以免微波损伤眼睛。

（6）不可烹调整只生鸡蛋，煮熟的鸡蛋加热要剥壳破膜，以免受热膨胀弹坏炉门，伤及人体。

（7）加热水或饮料时，应使用大口杯容器，以免气泡从水面溢出。

（8）加热冷冻食品时，应先解冻后烹调，防止出现食品外层已熟透，而食品内层仍未解冻的现象。

5. 燃气灶具

燃气灶具包括人工煤气灶具、液化气灶具及天然气灶具。

使用燃气灶具应注意：

（1）燃气灶应安置在空气流通的厨房。使用燃气灶时要打开门窗。如使用燃气灶的房间内有空调或风扇，空调和风扇的送风不得直接对着燃气灶吹，防止火焰熄灭。同时，人不宜远离燃气灶，防止食物或水溢出扑灭火焰而导致燃气泄出引起意外伤害。

（2）检查燃气灶周围有无纸类、塑料、油类等易燃物品，同时检查燃气管是否接触到燃气灶的高温发热部位，防止火灾。

（3）使用燃气灶先将旋钮开关旋转至关闭位置，随后打开气源总开关，点火时将旋钮推进向左方向转动90°，待燃烧器被点燃后应继续按住旋钮3～5 s，然后移去手指，并检查是否所有火孔都着火，如果火焰熄灭应立即关闭开关旋钮，按操作程序重新点火。

（4）开关和燃烧器连接处设有调风板，左右拨动，可调节燃烧时所需要的空气量，当空气不足时火焰长而发红；空气过量时火焰短而跳跃；空气适量时火焰稳定、蓝色火焰清晰可辨，此时即为最佳燃烧状态。

（5）开关旋钮打开后处于90°位置时火力最大，继续向左旋，火力逐渐减弱，旋至

180°时火力最弱。开关旋钮向右旋到0位时火焰熄灭,熄火时可能会发出"嘭"的声音,这是火焰熄灭所致,并非异常。离开燃气灶时,应关闭气源总开关。

第3节 居家养老服务规范

 学习目标

➢ 了解居家养老服务的内容。
➢ 熟悉居家养老服务的注意要点。

 引导案例

养老护理培训中心的老师为社区居家养老服务护理员进行业务知识培训。按课程要求需讲解居家养老服务的内容及注意要点。老师按工作模块以案例讨论形式,生动讲述了居家养老的服务形式与内涵。

问题与思考:①请列出居家养老服务的内容。②护理员在为老人进行助浴和助行服务中应注意哪些要点?

一、居家养老服务的内容及注意要点

1. 生活护理

(1)个人生活护理。包括洗头、洗脸、洗手、洗脚、口腔护理、梳头、剃须、修剪指(趾)甲及更衣等。

(2)生活起居护理。包括整理衣服、整理床铺及更换床单等。

(3)特殊护理。包括喂饭、沐浴、床上洗头、压疮护理及两便失禁护理等。

注意要点:护理员须获得相应资格证书,操作规范,服务周到,确保老人安全。

2. 助餐服务

(1)提供备餐、派送等上门送餐服务。

(2)提供备餐、派送等集中用餐服务。

(3)提供清洗、切配、烹饪等上门加工助餐服务。

(4)提供采购、清洗、切配、烹饪、供应等集中配膳服务。

注意要点:服务人员应接受培训后持证上岗;膳食加工符合食品卫生法规;尊重老人

民族、宗教等习俗，提供营养丰富、全面合理的均衡饮食，满足老年人相应的助餐服务；用餐场所及送餐工具有统一标志；用餐场所有安全保障、无障碍出入；采取预防措施，监控及控制传染病的发生；符合食品监检要求，熟食存放时间控制在两小时内，超过两小时应及时冷藏、食前加热消毒。

3. 助浴服务

（1）提供上门协助老年人在家中调节室温、水温、擦洗、更衣等助浴服务。

（2）提供外出陪送或协助老年人调节水温、擦洗、更衣等助浴服务。

注意要点：应根据老年人需求提供相应服务；外出服务选择有资质浴池；操作符合规范确保安全；服务中须有家属及相关人员在场；浴室温度适宜，无障碍出入，防滑倒，若遇身体不适即暂停服务并就医。

4. 洗衣服务

（1）提供衣物分类、洗涤、晾晒、整理等上门洗衣服务。

（2）提供衣物收集、分类、消毒、洗涤、晾晒、整理、回送等集中洗衣服务。

注意要点：应根据老人要求提供相应服务；机洗符合操作规程；集中洗衣时衣物要有区分标志，并清洁、折叠后回送。特殊老人衣物需及时消毒（贵重衣物和传染病患者衣物除外）。

5. 保洁服务

（1）提供老人卧室、客厅、厨房、卫生间等居室的清洁服务。

（2）提供老人家具、生活用具等的清洁服务。

注意要点：应根据不同物品提供相应清洁服务；符合操作规范，做到无积存垃圾、无死角、无灰尘。

6. 助行服务

（1）搀扶或使用交通工具，借助拐杖、轮椅等助行器具，提供陪诊、陪购物服务。

（2）搀扶或借助拐杖、轮椅车等助行器具，提供陪同户外散步等服务。

注意要点：应根据老人需求提供就近、方便的助行服务；确保安全返回；安全使用助行器，发生意外事件应及时通知助老服务社并做应急处理。

7. 代办服务

（1）受老人委托，提供代购物、代配药、代邮寄、代保修等无须老人身份证的代办服务。

（2）受老人委托，提供代领取、代缴费、代读写、代联络等需老人身份证的代办服务。

注意要点：根据意识清晰老人委托办理的相应服务，按服务要求和操作流程提供服务，要保护老人的隐私，不与他人谈及老人家庭情况及钱物等信息；代办事情交代清楚，有准确记录。服务完成后应当面清点、核实及签字。

8. 康乐服务

（1）为因疾病、创伤等原因所致躯体功能障碍、语言障碍的老年人提供康复锻炼服务。

（2）提供阅读、文娱活动等休闲娱乐服务。

注意要点：以满足老人身心需求提供相应的康乐服务；根据老人状况拟订康复训练计划并实施；在康复专业人员指导下安全使用康复、娱乐等器具，保证安全。实施中若发现老人不适应立即停止，若发生意外情况及时报告医生并做应急处理。

9. 精神慰藉服务

（1）以探访、倾听、访谈、咨询等方式提供精神安慰。

（2）提供心理支持、疏导服务。

注意要点：应满足特殊老人心理需求，为老人提供相应精神慰藉服务；服务人员应经过专业培训，做好沟通前准备，营造良好的沟通环境，缓解老人的心理压力；对受严重心理伤害或严重抑郁的老人在专业人员指导下进行心理疏导。若遇突发情况应报告助老服务社，不能擅自处理。

10. 助医服务

开展老年人健康保健、健康咨询、健康教育，建立老年人健康档案等。开展老年疾病预防、老年疾病治疗服务。

（1）陪同就诊应确保安全，做好防寒保暖、防暑降温工作，观察老人的整体状况，若有异常应及时与家属联系，妥善保管老人的医保卡、病历卡，发生意外及时告知服务社并做应急处理。

（2）代老人配药应保管好老人医保卡、病历卡，配药后当面向老人清点钱款，并交代药物服用方法。为行动不便或思维障碍的老人代配药，应向家属或监护人清点钱款，并交代药物服用方法。此外，要与家属保持联系。

注意要点：以满足老人社区基本卫生需求为目的，由社区卫生机构提供安全、有效、经济、便捷的公共卫生服务和基本医疗服务；助医服务人员须由具有专业资质的医务人员担当。

二、居家养老服务人员的要求

（1）掌握并遵守社区养老服务的相关法律、法规和工作制度。

（2）遵守居家养老服务职业道德，保护老人的隐私。

(3) 接受相关专业知识和技能培训，持行业规定证书上岗。

(4) 提供服务时应佩戴服务胸卡，服饰整洁。

(5) 提供服务时应语言文明，态度热情、礼貌、认真、耐心、细致。

(6) 提供服务时不佩戴耳环、戒指、手镯等首饰。

(7) 无传染病，持有身体健康证明。

(8) 应与服务机构签订劳动用工合同。

复习思考题

1. 老年人的文体娱乐活动分为哪几种？
2. 如何组织老年人的文体娱乐活动？
3. 指导老人安排生活有哪些内容？
4. 从哪些方面帮助老人克服生活自理的困难？
5. 使用电视机、电冰箱和电风扇应注意什么？
6. 使用微波炉应注意哪些安全事项？
7. 燃气灶具使用时应注意哪些安全事项？

附录

养老护理操作技能流程图及要点说明

一、洗脸

流程图	要点说明
素质要求 → 衣、帽整齐、洗手，戴口罩	不戴手饰
备齐用物 → 将用物携至老人床前	用物：脸盆、温水（38～45℃）毛巾、棉棒、护肤霜、必要时备石蜡油。
老人准备 → 核对、解释、观察了解老人情况 助老人取坐位或仰卧位	体位舒适、安全
洗脸前准备 → 移床旁桌距床旁约20 cm，移椅于同侧床尾旁，放置脸盆，便于操作 脸盆内注入温水，测水温，毛巾置于温水中 松开床尾盖被，垫大毛巾于枕上	水温适宜，不可过冷或过热。
洗脸 → 绞干毛巾绕于手掌上 按内眦→外眦→前额脸颊→鼻部→耳后→颈部四周的擦洗顺序擦洗干净	毛巾毛边不直接接触老人脸部皮肤，干湿度适宜 眼屎清除法：用湿润的毛巾由内眦向外眦擦拭，眼屎干硬粘在眼角，湿润软化后再擦除 耳屎清除法：用湿润（不滴水为宜）的棉棒清洗耳内污物，耳屎干硬一时不能清除的，可用棉棒蘸石蜡油使其浸润软化，变软后再清除，操作时注意动作轻，防止损伤耳道。难于清除的则到医院清除 鼻屎清除法：难于清除的鼻屎，可用棉棒蘸石蜡油使其浸润，软化后清除。也可用热毛巾敷在鼻部，鼻屎软化后再清除
洗脸后 → 涂护肤霜 助老人取舒适体位	
整理用物 → 物品分类处置，归还原处	

二、洗手

流程图	要点说明
素质要求 → 衣、帽整齐，戴口罩	不戴手饰
备齐用物 → 将用物携至老人床前	用物：脸盆、温水（20～30℃）毛巾、洗手液、浴巾（按需）、滑石粉纱布条、护肤霜、石蜡油（按需）
老人准备 → 核对、解释、了解观察老人情况 帮助老人取坐位或仰卧位	老人体位舒适、安全
操作前准备 → 移床旁桌距床旁约 20 cm，移椅于同侧床尾，放置脸盆，便于操作 将温水注入脸盆，测水温合适，放入毛巾	便于操作
洗手 → 坐位洗法：铺浴巾后置脸盆，老人手浸入水中 由指端往近心端以按抚法擦洗，清洗干净，必要时用洗手液 卧位洗法：取侧卧位（脸向护理员），先洗上侧的手，再洗下侧手。助老人手浸于温水里，由指端往近心端以按抚法擦洗，必要时用洗手液，再换温水清洗，清洗干净、擦干双手	瘫痪手的清洗法： 1. 把患手充分浸泡在温水中，护理员逐一将老人的每一手指轻轻展开，用湿毛巾逐一擦洗各指缝，必要时洗手液清洗干净后擦干 2. 将滑石粉肤纱布条穿于患手各手指缝，使指缝间干燥、滑爽，避免因长期握拳而导致指间、手心积聚汗液或污垢，造成老人的不舒适感
整理用物 → 物品分类处置，归还原处	

三、口腔清洁

流程图		要点说明
素质要求	衣、帽整齐，洗手，戴口罩	不戴首饰
↓		
备齐用物 →	将用物携至老人床旁	用物：棉棒（18根）、治疗碗、压舌板、弯盘、手电筒、漱口水、小毛巾、水杯、吸管等
↓		
老人准备 →	核对、解释，了解老人情况，助老人将头侧向一边，颌下铺小毛巾，弯盘置口角旁	根据病种选择漱口溶液
↓		
观察口腔 →	擦口唇，漱口（昏迷者禁用），有假牙者先用纱布裹住取下，压舌板撑开面颊部观察口腔内有无出血、溃疡	假牙清洗方法：在流动水下清洗后浸泡于冷开水中，切忌浸泡在乙醇热水中。
↓		
清洁口腔 →	棉棒蘸漱口水沿齿缝纵向擦洗 擦洗顺序： 左侧→右侧→外侧面→内侧面→咬合面； 上齿→下齿→颊黏膜（弧形擦洗）； 硬腭→舌面→舌系代 污棉棒置于弯盘内	擦洗时动作易轻，棉棒不可直接接触老人口腔黏膜 常用的漱口液： 生理盐水、朵贝氏液、1%～3%双氧水、1%～4%碳酸氢钠液、0.02%呋喃西林溶液、0.1%醋酸溶液
↓		
观察、再漱口 →	压舌板撑开面颊部观察口腔，漱口水反复漱口，小毛巾擦干面部	观察口腔是否清洁、是否有遗留物等
↓		
涂药（按需）→	溃疡：1%龙胆紫、锡类散、冰硼散； 霉菌感染：1%龙胆紫、制霉菌素甘油； 口唇干裂：石蜡油	
↓		
整理床单位 →	助老人躺卧舒适	用过的物品清洁消毒后再使用
↓		
清理用物 →	物品分类处置，归还原处	

四、体温测量

流程图	要点说明
素质要求 → 衣、帽整齐、洗手，戴口罩	不戴手饰
操作准备 → 检查体温计完好性，体温计水银柱在35℃以下	
备齐用物 → 将用物携至老人床边	用物：口腔体温表、75%乙醇棉球、记录本、笔、表、2 000 mg/L有效氯消毒液等
操作前准备 → 核对、解释，了解老人情况，酌情关门窗，助老人排泄，助服务对象取舒适体位	
测体温 → 解开老人衣扣，暴露腋下部位，将体温计水银端放腋窝深处，紧贴皮肤，屈臂过胸，夹紧体温表，10 min后取出	取坐位或半坐位或卧位
取体温表 → 用75%乙醇棉球擦净体温表看读数、记录	消毒三步法：（含有效氯消毒液） 第一道：2 000 mg/L有效氯消毒剂浸泡5 min，取出冲洗、揩干、甩至35℃以下 第二道：2 000 mg/L有效氯消毒剂浸泡30 min 第三道：冷开水冲洗揩干备用或75%酒精浸泡备用 注：消毒液每日更换，盛器每周至少消毒一次
消毒体温表 → 消毒三步法	
整理床单位 → 助老人卧位舒适	
清理用物 → 物品分类处置，归还原处	

五、床与轮椅间的转移

流程图	要点说明
素质要求 → 衣、帽整齐、洗手、戴口罩	不戴首饰
备齐用物 → 检查轮椅各部件及功能良好，将用物携至老人床前	用物：轮椅车，（按需备）毛毯 检查轮胎、轮闸、保护带等是否符合要求，确保安全
操作前准备 → 解释、了解老人情况，协助老人穿衣	向老人说明目的，取得配合
轮椅车操作 → 将轮椅移至床边，与床尾呈15°角放置，收起脚踏板，刹住轮闸，固定轮椅车	
搬至轮椅上 → 移枕，将老人移至床缘侧，使双脚垂下，靠床缘坐起，帮助其穿鞋 嘱老人双手环抱护理员颈部，护理员环抱老人腰部，双腿分开，一脚穿于老人双腿间，借力助老人稳站于地面 借助护理员双腿的转动来支持老人转身，稳坐于轮椅 放下脚踏板，助老人双脚搭于脚踏板上 系保护带，必要时加盖毛毯	移至床缘侧方法：先拉动枕头，将老人头部移向床沿，再用双手将老人臀部移至近侧，最后将老人的双腿移向床沿
整理床单元 → 铺成暂空床	助老人转身起床坐起法：护理员一手臂伸入老人颈、肩下，另一手臂伸入老人膝盖或小腿下，稍用力将老人转坐起
转移 → 确保安全 遇上坡时：护理员腰稍弯，用力稳推轮椅向前； 遇下坡时：护理员身体稍离开轮椅，双手捏住轮椅扶手，以倒走的方式使轮椅慢慢向下	
返回 → 将轮椅推至床边，与床尾呈15°角放置，刹住轮闸，放松保护带，收起脚踏板，嘱老人双手环抱护理员颈部，护理员环抱老人腰部，助老人稳站于地面，借护理员力转至床沿，助老人坐于床沿上，助脱鞋、脱衣裤、助卧位	
清理用物 → 物品分类处置，归还原处	

六、铺备用床

流程图	要点说明
素质要求 → 衣、帽整齐、洗手、戴口罩	不戴首饰
备齐用物 → 将用物携至床边，按取用顺序放置，有脚轮的床应无固定	用物：床褥、大单、被套、棉胎、枕芯、枕套 取用顺序：由下而上放置枕芯、枕套、棉胎、被套、大单
移床旁桌椅 → 移床旁桌距床约20 cm，移椅至床尾正中，离床架约15 cm，将用物放置床尾椅上	便于操作
翻床垫 → 从床头向床尾或从床尾向床头反折翻床垫 上缘紧靠床头，铺床褥于床垫上	保持床垫松软，避免床垫局部长期受压致床垫不平整
铺大单 → 正面向上，床单中线与床中线对齐，展开大单 铺近侧床头：一手托起床垫，另一手将大单包于床垫下包床角 同法包床尾，床中间部分大单塞于床垫下，绕至对侧以同法铺大单	铺床单要求：先铺床头后床尾；四角结实，床单平整，不易松散
套被套 → 正面向外，中线对齐，上缘平齐床头，开口朝床尾 开口端上尾倒转向上翻约1/3，将叠成"S"形的棉胎塞于被套内，头端与被套封口处平齐，向四边展开棉胎，与被套平齐，盖被内外整齐无皱折，左右侧向内折，并与床沿齐	铺被套要求：平整、美观、头端不空虚，盖被上缘平床头
套枕套 → 套套于枕芯上，四角充实，拍松枕芯平放于床头，枕套开口处背门	铺设暂空床时，将备用床的盖被三折于床尾，床尾塞于垫下
移桌椅 → 移回床旁桌、椅	使床单位与同室的其他桌、椅整齐划一，保持室内整齐、美观
清理用物 → 物品分类处置，归还原处	

七、更换有人床被褥

流程图		要点说明
素质要求 →	衣、帽整齐、洗手、戴口罩	不戴首饰
备齐用物 →	护理车推至老人床前	用物：护理车、大单、中单、被套、枕套、床刷（加套）
老人准备 →	核对、解释、了解老人情况	向老人说明操作方法取得老人合作，便于操作
移床旁桌椅 →	移床旁桌距床约20 cm，移椅至床尾正中，距床架约15 cm，按取用顺序放于床尾椅上	留有空间、便于操作
更换床单（中单）	1. 松开床尾盖被，助老人侧卧于床的对侧 2. 松开近侧各层被单，将污中单卷入老人身下，扫净橡胶中单搭于老人身上。再将污大单卷入老人身下，扫净褥垫上的渣屑 3. 将清洁大单中线和床中线对齐，平塞于老人身下，铺好近侧大单，放平橡胶中单，铺上清洁中单，和橡胶单一起塞于床垫下，助老人侧卧于近侧 4. 转至对侧，将污大单、中单置污衣袋内 同法铺好各层，助老人仰卧，体位舒适	护理员立于老人右侧。先床头，后床尾，层层卷、扫、铺 铺好后助老人仰卧，卧位舒适
更换被套 →	将清洁被套铺于原被褥上，并拉开床尾处被套开口 将污被套开口处拉开，从头端将棉胎三折，将棉胎从污被套内拉出，塞入清洁被套内，棉胎四角、边与被套拉平，头端不虚边，中线正将污被套拉出置于污衣袋，盖被两侧向内折，与床沿齐，床尾盖被塞于床垫下	更换被套时，棉胎不接触老人及污被套
更换枕套 →	除去污枕套更换清洁枕套，拍松置老人头下 开口处背门	一手托起老人头颈部，另一手取出枕头
移桌椅 →	移回床旁桌椅	使床单位与同室的其他桌、椅整齐划一，保持室内整齐、美观
清理用物 →	物品分类处置，归还原处	污物处理：清洗，疑有传染病菌则先消毒后清洗

八、床上扣杯式洗头

流程图	要点说明
素质要求 → 衣、帽整齐、洗手，戴口罩	不戴首饰
备齐用物 → 将用物携至老人床边	用物：水桶两个、脸盆、大口杯、毛巾两条、浴巾、橡皮布、纱布（眼罩）、干棉球两个、弯盘、水壶、洗发液、梳子、电吹风
操作前准备 → 核对、解释，了解老人情况，酌情关门窗，移桌、椅，松被脚，助老人排泄	
洗头操作 → 铺橡皮单、大浴巾于枕上，将枕向下拉至肩下，头下置脸盆，且头枕于盆内倒扣大口杯底的小毛巾上，体位舒适、安全，松衣领，颈部围毛巾，塞耳、遮眼，测水温，湿发，涂洗发液后洗搓至全部头发，头发冲洗干净后撤塞眼纱布和塞耳棉花	铺浴巾、橡皮单铺于枕上方法：橡皮单一半在枕上，另一半在床头处（原枕头处）的床单上，枕上铺浴巾，以保护床单、枕头不被淋湿 水温一般在40～45℃，预防烫伤。 操作期间防止水流入眼、耳，并注意保暖，预防着凉
干发 → 用围颈部之毛巾包头发，撤面盆、拉枕头于原位，助老人取舒适卧位，毛巾擦干老人脸部，用包头毛巾擦湿头发，再用浴巾擦头发，用电吹风吹干头发后梳理，撤去用物	注： 操作过程中与老人交流，观察老人的面色、脉搏、呼吸等，如有异常停止操作 老人诉说身体不舒适或衰弱老人不宜洗头
整理床单位 → 助老人卧位舒适	
清理用物 → 物品分类处置，归还原处	

九、床上擦浴

流程图	要点说明
素质要求 → 衣帽整齐、洗手，戴口罩	不戴首饰
备齐用物 → 将用物携至老人床旁	用物：护理车、毛巾、小毛巾两条、浴巾、脸盆两个、水桶两个（放47～50℃热水及盛污水用）、清洁被服、衣裤、梳子、指甲钳、弯盘、水杯、爽身粉、便器（有盖），备1%龙胆紫、松节油、棉签、胶布等
老人准备 → 核对、解释、了解老人情况，助排泄	
环境准备 → 关窗、遮挡、移桌椅、水杯内备开水	
擦浴 → 枕上铺浴巾、脸盆内备温水，测水温用小毛巾洗脸 撤浴巾，脱衣，松裤 铺浴巾于上身，擦洗两上肢→胸腹→背臀部 撤浴巾，穿衣、脱裤 换盆、换水、换毛巾 铺浴巾于臀部，擦会阴部（老人可擦时可让老人自己擦会阴部），铺浴巾于下肢，换毛巾擦洗两下肢、穿裤，浴巾铺于床尾，放置脸盆后洗老人双脚，梳头、剪指（趾）甲	洗脸顺序：同洗脸法 按需换水、换盆、换毛巾，擦洗时动作轻柔，尽量减少翻动，注意老人保暖，避免弄湿床铺 擦洗手法：擦上肢从手腕向上擦；擦下肢从踝关节处向上擦；擦胸部时，乳房处呈"ω"字形擦 擦浴时，小毛巾擦三遍，浴巾一遍
整理床单位 → 助老人取舒适体位，整理床铺，床旁桌、椅归原处，开窗调节室温	保持居室清洁整齐
助饮水 → 护理员洗手，助老人饮水	换下衣物送洗衣房清洗，如疑有传染性疾病的则采用消毒、清洁、再消毒的方法
清理用物 → 物品分类处置，归还原处	

十、压疮预防护理

流程图	要点说明
素质要求 → 衣、帽整齐、洗手，戴口罩	不戴首饰
备齐用物 → 将用物携至老人床边	用物：治疗盘、50%乙醇、弯盘、滑石粉、热水、脸盆、毛巾、浴巾、棉圈、气圈（海棉垫）或气垫床
老人准备 → 核对、解释，了解老人全身情况，助老人侧卧，暴露背部，用浴巾遮盖，用温热毛巾擦拭背部	热水擦两遍，注意保暖
手法按摩 → 掌心蘸少许50%乙醇，用手掌大小鱼际间隙作向心按摩 按摩方法： 臀上方→沿脊柱旁向上按摩→肩胛部→转向下至髋部 骶尾部（反复）→沿脊柱按摩至第七颈椎处	50%乙醇按摩两遍后再涂摩滑石粉 往上用小鱼际，向下用大鱼际
观察 → 全身情况、受压处局部皮肤	枕骨、耳廓、肩胛骨、尾骶部、肘部、足跟、髋部、内外踝、膝关节内外侧 气垫、海绵垫、气圈、枕头 置垫前撤大毛巾
支垫 → 根据情况，采用适宜的置垫方法	
整理床单位 → 平整，无渣屑，必要时，更换床单，助老人卧位舒适	取舒适卧位
清理用物 → 物品分类处置，归还原处	